IRMÃ DO MEU AMIGO

Levi Órion

1

Cedric von Hohenburg, um estudante de dezoito anos de Munique, foi autorizado a sair de férias com a família de seu melhor amigo Harry.

Por quase três meses ele implorava a seus pais que o deixassem ir com eles. Depois de uma viagem de três horas, chegaram ao Zillertal, na Áustria.

Para Cedric, o passeio voou enquanto ele se aconchegou contra a irmã de Harry no banco de trás do carro. A esbelta Anna teve que sentar no meio, o que não a deixou entusiasmada.

O acampamento Mayrhofen fica em um local tranquilo e ensolarado no extremo norte da pequena cidade, bem na orla da floresta. A primeira noite tinha sido maravilhosa.

Cedric nunca tinha dormido em uma barraca antes. A maior parte do tempo ele olhava para o céu estrelado e claro. Ele nem mesmo mostrou nenhum interesse nas várias revistas de sexo que Harry queria mostrar a ele. Ele não adormeceu até de manhã. Hoje eles passaram quase exclusivamente caminhando pelas montanhas do Zillertal. A paisagem era fantasticamente linda, o clima ensolarado e quente.

Marcel Plessen, pai de Harry, era um montanhista experiente e sabia muito sobre a natureza.

Cedrico estava completamente feliz.

Até agora ele só sabia sobre fogueiras e acampamentos em livros. Ele sempre sonhou em experimentar algo assim.

À noite, eles aquecem a grelha.

Carolin Plessen, a mãe de Harry, cuidou da comida.

Estava tão quente que todos usavam apenas roupas leves. Para que ele pudesse cuidar bem de Anna. A irmã de 21 anos de Harry usava seu longo cabelo preto azulado em um rabo de cavalo. A camiseta apertada dava uma dica de seus seios firmes.

Mas Carolin, a mãe da rodada, também tinha muito a oferecer. Ela sempre foi engraçada e alegre, brincando com todos e se divertindo provocando todos. Sua camiseta sugeria um tamanho de busto ainda maior. Carolin também tinha cabelos pretos e uma figura muito boa para seus trinta e nove anos.

Harry cutucou Cedric com um sorriso.

"Então, o que você acha dos peitos da minha irmã?" ele sussurrou.

"Eles são ótimos", respondeu Cedric, um pouco envergonhado. Ele não queria dizer ao seu melhor amigo que estava secretamente apaixonado por Anna.

Depois do jantar, Carolin sugeriu grelhar algumas bananas no que restava das brasas. Pouco antes de a fruta ficar pronta, o tempo mudou. Isso aconteceu nas montanhas em poucos minutos.

Era apenas uma tarde quente de verão, então o céu escureceu e uma tempestade se aproximou. Eles correram para guardar o equipamento nas barracas. Antes que a chuva começasse, eles fugiram para suas tendas.

Os pais de Harry dormiam em uma grande barraca que oferecia espaço suficiente para bagagem e equipamentos. Harry e Cedric moravam em uma barraca bem menor. Anna insistiu em ter seu próprio lugar para dormir, então ela dormiu em uma barraca minúscula que cabia apenas uma pessoa.

Harry muitas vezes experimentou chuva enquanto acampava. Seus pais escolhem esse tipo de férias há anos. Ele engatinhou em seu saco de dormir e folheou sua coleção pornô.

Apesar da violenta tempestade, Harry rapidamente adormeceu. Cedrico, por outro lado, ouvia o som das gotas e o canto do vento. Ele não parava de pensar em Anna. Ele havia sonhado com a irmã de Harry por muito tempo.

Ela era seu amor secreto, seu modelo secreto de masturbação.

Nem mesmo Harry sabia disso.

Anna era quase tão alta quanto ele. Ele ficou particularmente encantado com seus longos cabelos preto-azulados. Quando ela o usava aberto, pendia até os quadris. A cor mudou de um preto azulado para um preto azeviche dependendo da luz do sol. Cedric conhecia cada tom de cor.

Algo mais o fascinava em Anna. Eram suas longas pernas que terminavam em um fundo em forma de coração. Inconscientemente, ele pegou seu melhor pedaço quando pensou em Anna e o massageou. Ele começou a sonhar, o papel principal foi desempenhado pela irmã mais velha de seu amigo, como sempre.

Um barulho o arrancou de suas fantasias!

A tenda foi aberta por fora. Cedrico pegou a lanterna apressadamente enquanto ao mesmo tempo levantava as calças, o que não era tão fácil no saco de dormir. Na penumbra viu Anna rastejando para dentro da barraca com seu saco de dormir.

“Olá Cedy, minha barraca está vazando. Como todos vocês estão?"

"Acho que estamos bem."

"Harry provavelmente está dormindo como sempre, nem mesmo uma tempestade pode detê-lo. Posso deitar com você? Eu não quero ir para a tenda principal dos meus pais."

"Sim claro."

Cedric fugiu para o lado o mais longe que pôde. Anna colocou o saco de dormir ao lado dele e rastejou para dentro. Ele desligou a lanterna novamente.

"Você também está com frio?" ela sussurrou suavemente.

"Não, eu estou quente."

"Essa é a vantagem dos homens jovens, eles são quentes o tempo todo."

Ela riu baixinho com sua própria frase.

"Estou tremendo."

"Se você tivesse mais alguns quilos, você não estaria com frio," Cedric respondeu calmamente.

"Então não haveria tantos homens assobiando para mim!"

Cedric quase podia ver seu sorriso travesso. Como sempre, ela conseguiu que ele não pudesse dar uma resposta engraçada. Ele se sentia tímido perto dela, como um adolescente púbere.

Nada se mexeu por muito tempo.

Ele pensou que só ouvia o bater de seus dentes ocasionalmente.

"Estou com tanto frio. Posso me aquecer com você?"

Cedrico congelou. O que ela queria?

"Uhh... o que você quer dizer?"

Ele se virou de lado para dar mais espaço para o saco de dormir de Anna. Mas ela não se aproximou com seu saco de dormir. Ele congelou quando a ouviu abrir o zíper do saco de dormir. Então o barulho novamente. Mas desta vez foi o zíper de seu próprio saco de dormir. Ela subiu até ele e se acomodou ao lado dele. Ela rapidamente fechou o zíper novamente.

Um pouco mais tarde ele sentiu seus pés frios. Eles eram como pedaços de gelo.

"Hm, é muito bom e quente onde você mora."

Ela se virou de lado e o abraçou com força. Cedric não se atreveu a se mexer. Ficou ali paralisado. Estava lentamente ficando mais quente no saco de dormir.

"Cedy, você é um bom fogão. Já estou muito mais quente."

Ele cheirou, cheirou seu perfume, virou-se para ela e colocou a mão em seu quadril. Anna imediatamente se apertou contra ele. Ela pegou a mão dele e a colocou em seu estômago. Seu polegar descansou logo abaixo de seu peito.

Aquele toque aumentou sua confusão e enervou suas calças. Lenta mas inexoravelmente sua ereção aumentou. Ele sentiu que tinha que fazer algo em breve. Seu membro havia se perdido em sua calcinha, estava dobrado e estava começando a doer.

Anna, por outro lado, parecia dar as boas-vindas ao crescimento em suas calças. Ela apertou sua bunda mais e mais forte contra ele. Cedric estava desconfortável com isso, ele estava tímido e nervoso. Quando, depois de algumas contorções, ele finalmente libertou seu membro da situação forçada, ele deu um suspiro de alívio e encostou-se em Anna novamente.

"Cedy, isso é bom", ela sussurrou.

Ele pensou no que dizer, mas novamente não conseguiu pensar em nada.

Anna, por outro lado, parecia confortável demais. Ela esfregou suas nádegas contra seu membro cada vez mais firmemente. Ela pegou a mão dele e a colocou em seu peito. Ele estava muito feliz em agarrá-lo.

Enquanto ele timidamente sentia a carne de seu busto, ela procurou um caminho para dentro de suas calças com a mão.

"Cedy, isso é uma boa surpresa. Eu não esperava que você fosse tão grande e firme."

"Pare com o cedy. Parece um bicho de pelúcia, tão infantil."

"Ah, vá, o nome combina com você. Eu acho a sigla fofa."

Ele não podia acreditar em seus ouvidos. O que ela disse?

Você achou o nome dele fofo?

Seu pulso acelerou.

Enquanto ele ainda estava pensando sobre isso, seus dedos fizeram sua coisa, examinando seus seios. Ela não parecia estar usando sutiã sob o top do agasalho.

Cuidadosamente, ele procurou o zíper para abrir a jaqueta. Depois de uma longa busca, finalmente o encontrou. Ele puxou lentamente, mas nada se moveu. Somente com a ajuda deles foi possível abrir a jaqueta.

Enquanto ele explorava as curvas suaves, Anna estava mais interessada na dureza de seu pênis.

Ela o massageou cada vez mais forte!

Cedric tomou isso como uma aprovação para promover suas próprias explorações. Anna definitivamente tinha muito mais seios do que ele já tinha colocado as mãos. O que ele gostava não era apenas o tamanho, mas também a firmeza, como a de um atleta. Ela tinha seios redondos, mas confortavelmente macios.

De repente, ela parou seus dedos tateantes.

"Devagar e mais macio. O busto tem que durar mais. Não o esmague da primeira vez."

Ela mostrou a ele como ela imaginava.

Alívio se espalhou sobre ele quando ela soltou seu membro. Ele sabia de seus numerosos auto-experimentos que já estava perto de gozar. Ele deu um suspiro de alívio quando sua excitação diminuiu um pouco.

Ana era uma boa professora.

Junto com seus dedos, ele rapidamente aprendeu a lidar com seus seios. De repente, ele sentiu uma estrutura pequena, mas toda mais dura, entre seus dedos. Intrigado, seus dedos examinaram a novidade. Anna geme baixinho enquanto ele rola seus mamilos excitados entre os dedos. Mas a maior surpresa ainda estava por vir.

"Acho que tenho que tirar minha jaqueta. Já estou tão quente."

Anna de repente começou a se despir!

O que não era tão fácil no saco de dormir apertado. Quando ela finalmente conseguiu, ela se virou para Cedric.

"Você gostaria de continuar brincando com meus peitos? Não foi ruim o que você fez lá antes. Mas você não deve ficar duro de novo."

Cedrico não podia acreditar!

Seu sonho se tornou realidade!

Anna queria que ele brincasse com seus seios nus.

Ele cuidadosamente começou a acariciar suas curvas firmes. Ela parecia concordar com suas tentativas tímidas. Lentamente, ele se tornou mais ousado e ousou agarrar um pouco mais forte. Quando ele sentiu seus mamilos ficarem duros novamente, ele realizou outro sonho.

Ele abaixou a cabeça e lambeu seus mamilos com a ponta da língua.

"Você está indo maravilhosamente bem, Cedy, você é uma verdadeira especialista."

Repentinos relâmpagos e trovões altos interromperam seu jogo quando Harry começou a se sacudir e se virar enquanto dormia. Ele não acordou, apenas rolou algumas vezes, então parecia estar dormindo novamente.

Cedric começou a acariciar seus seios novamente quando ouviram as vozes de seus pais.

"Anna? Onde você está?" seu pai ligou.

"Estou aqui com Harry e Cedric. Chove na minha barraca estúpida. O tecido vazou."

"Você está bem?" perguntou Carolin, sua mãe.

"Sim, claro. Tudo bem. Meu saco de dormir ficou seco. Está um pouco apertado, mas está tudo bem."

"Ok, boa noite então. Vamos dar uma olhada na sua barraca amanhã", disse o pai.

Cedrico respirou fundo. Ele já estava com medo de que os pais dela olhassem dentro da barraca e os encontrassem juntos em um saco de dormir.

"Cedylein, você não quer tirar a camisa também?" Anna o trouxe de volta ao presente.

"Uhh... você realmente quer dizer... uhh... eu..."

"Vamos, está tão quente aqui."

Obediente, mas incerto, ele começou a tirar a camisa.

Anna pareceu ler sua reação corretamente.

"Cedy, você já foi?"

"O que... uhh... você quer dizer?"

"Sexo."

"Sim... não... não realmente."

"Você gosta?"

"Contigo?" ele gaguejou, completamente inseguro.

"Há outra mulher presente?"

"Não."

"Então? Você sente vontade?"

"Sim... uh... mas eu não sei... uh."

Anna gentilmente acariciou sua bochecha.

"Não se preocupe, eu vou te mostrar como fazer isso."

Cedrico engoliu em seco. Ele queria dormir com uma mulher por tanto tempo. E agora isso! O sonho de suas noites sem dormir, sua própria deusa secreta, se ofereceu para dormir com ele.

Mas a poucos centímetros de distância estava dormindo seu melhor amigo, que poderia acordar a qualquer momento. Além disso, seus pais dormiam na barraca ao lado. E ele nem tinha camisinha com ele. Nunca em sua vida ele teria pensado que precisaria disso aqui.

Anna parecia ser capaz de ler sua mente.

"Não fique nervoso. Uma vez que Harry adormecer, nada vai acordá-lo tão facilmente. Meus pais também estão ocupados, transam todas as noites nas férias. Você tem camisinha?"

"Não... uh... eu não pensei que estaria dormindo com uma mulher aqui de férias. Na verdade, eu pensei que uma garota nunca iria dormir comigo."

"Não importa! Trouxe um da minha barraca."

"Por quê?"

"Eu queria você."

Novamente não obteve resposta. Sua proximidade e franqueza o deixaram sem palavras. Ela remexeu nas calças e logo encontrou o que estava procurando.

"Relaxe."

Cedric respirou fundo e soltou o ar novamente.

Como ele deve relaxar nessa situação?

Anna tirou o preservativo da embalagem e o deslizou sobre seu pênis duro.

"Na verdade, não precisamos de camisinha. Estou tomando pílula, mas assim não mancharemos seu saco de dormir."

Habilmente ela verificou o ajuste do preservativo. Aquele toque quase o fez gozar. Seu esperma já estava na frente de sua glande, pronto para a liberdade. Anna o deixou ir bem na hora.

Ela se aconchegou nele e começou a beijá-lo. Timidamente, ele retornou seu toque. Seus lábios eram quentes e macios. Não havia nada de hesitante ou incerto sobre isso. Ela sabia o que queria. Lenta mas seguramente ele retribuiu o beijo. Ele separou os lábios e timidamente tocou a ponta de sua língua em sua boca.

Como é bom, como é bom cheira.

Seu coração estava acelerado.

Ela pressionou-se contra ele e esfregou seu corpo esbelto contra ele. Quando ele quis se deitar sobre ela, ela recusou.

"Não se apresse. Eu não vou fugir."

Espere, como ele deve esperar?

Seu sonho acaba de se tornar realidade!

Mas Anna sabia como detê-lo. Ela o beijou e o acariciou. Então ela guiou a mão dele entre suas pernas. Curioso, seus dedos tocaram seus pelos pubianos.

Anna estremeceu ao seu toque e gemeu baixinho.

Seu cabelo íntimo foi aparado em no máximo um centímetro. Com as pontas dos dedos, ele podia sentir que ela estava completamente barbeada na borda e ao redor de seus lábios. Parecia haver apenas um pequeno triângulo.

Anna gemeu baixinho quando o dedo dele entrou em sua vagina pela primeira vez, sem querer.

"Você está indo bem, Cedylein."

Ela colocou a mão na dele e pressionou o dedo dentro dela.

"Mova seu dedo suavemente dentro de mim", ela instruiu.

Ele não precisava ser dito duas vezes. Ele empurrou seu dedo médio profundamente em sua boceta molhada, manteve-se imóvel, torceu-o um pouco, então o puxou novamente para penetrar novamente.

Anna estava respirando cada vez mais rápido. Ela pressionou o rosto contra o ombro dele para não gemer muito alto.

"Cedy, agora eu quero sentir algo diferente dentro de mim."

Ela puxou o dedo para fora de sua bainha e subiu nele.

O aperto do saco de dormir os pressionou firmemente juntos. Cedric segurou seus seios firmes com as duas mãos. Isso era melhor do que ele havia imaginado em seus sonhos mais loucos.

Ela moveu seu corpo esbelto e pressionou-se firmemente contra seu membro. E antes que ele percebesse, ela havia alcançado seu objetivo.

Lentamente, seu pênis duro penetrou em sua vagina!

Cedric estava completamente dominado por esse sentimento. Ele sabia que não havia como detê-lo agora. Ele cutucou sua pélvis com força contra o corpo dela algumas vezes.

Depois de alguns segundos ele explodiu gemendo alto enquanto continuava a massagear seus seios. Anna colocou a mão sobre a boca dele, abafando sua explosão.

"Cedy! Cedy! Você é uma das tropas muito rápidas."

Cedric se encolheu, tirando as mãos do peito dela quando ouviu isso. No fundo, ele desejava nunca tê-la deixado em seu saco de dormir. Ele sentiu uma profunda tristeza, pensou que havia falhado completamente. Lágrimas se formaram em seus olhos.

Anna percebeu instintivamente que havia cometido um erro. Ela se inclinou para frente e beijou-o suavemente na boca. Ao mesmo tempo, ela começou a mover a pélvis novamente. Ela ainda estava segurando seu pênis em sua bainha.

"Ceddy, me desculpe. Eu não queria te machucar Foi estúpido o que eu disse. Eu realmente sinto muito. E mais, onde você veio tão lindamente."

Ela o beijou novamente sem parar o movimento da pélvis nem por um segundo.

Lágrimas escorriam pelas bochechas de Cedric. Seu pior pesadelo havia se tornado realidade. Ele veio cedo demais e a desapontou.

Anna deitou-se ao lado dele e tentou consolá-lo. Ele virou as costas para ela e soluçou. Ela o acariciou suavemente. Mas levou muito tempo para ele superar essa decepção.

"Venha me encarar de novo", ela acenou.

Ele se virou hesitante.

"Eu fui estúpido com o que eu disse. Eu realmente sinto muito."

Ela o beijou suavemente, com ternura e cheia de sentimento. Cedric sentiu-se relaxar. Os dedos de Anna encontraram o caminho para seu membro.

"Acho que devemos comprar um novo preservativo."

Ela gentilmente puxou a borracha de seu pênis. Com a calcinha, ela limpou o esperma dele.

Ela o beijou e acariciou seu pênis com as unhas. Foi incrível!

Para sua surpresa, ele teve uma ereção novamente. Anna imediatamente rolou um novo preservativo sobre seu pênis duro.

Ela não lhe deu tempo para mais considerações, subiu nele novamente. Ele imediatamente agarrou seus seios novamente.

"Você gosta dos meus seios?"

"Sim, ele é lindo, quase tão bonito quanto você."

Ele realmente disse isso?

Ele se sentiu corar de vergonha. Felizmente ela não podia ver isso na escuridão da tenda.

Anna se inclinou para ele e o beijou. Ela gostou de seu elogio. Parecia tão diferente do que ela conhecia. Meio honesto. Os elogios dos últimos tempos tinham todos um propósito, levá-la para a cama.

Cedric pressiona contra ela e depois de algumas tentativas seu membro penetrou em sua vagina novamente.

"Cedrico?"

"Sim Ana?"

"Não fique tenso desnecessariamente. Se você vier, então você vem. Simples assim."

"E você?"

"Não se preocupe. Vou fazer valer o meu dinheiro. Apenas continue sendo um querido Cedylein."

Depois de outro beijo, ela se sentou e começou a se mover. Ela acompanhou cada um de seus movimentos pélvicos com um aperto firme em seu membro.

Não demorou muito e Cedric gemeu cada vez mais alto. Anna colocou a mão sobre a boca dele para abafar seus ruídos. Seu dedo anelar deslizou em sua boca. Ele imediatamente começou a chupar o dedo dela. chupar. Surpresa, Anna percebeu que estava incrivelmente excitada.

Ele segurou suas nádegas firmes em suas mãos. Ele a massageou, pressionou, esfregou e encontrou sua roseta com a ponta dos dedos.

Anna esperava que continuasse assim, pois achava a estimulação anal desinteressante. Mas hoje foi completamente diferente!

Cedric não fez nenhuma tentativa de inserir o dedo nela. Sua massagem era tão excitante que ela também teve problemas para não falar alto. Repetidas vezes ele pressionou o dedo firmemente contra o esfíncter dela, mas não fez mais nada.

Ele se movia cada vez mais violentamente sob ela. Anna estava ansiosa para sua próxima ejaculação. Ela adorava quando ela podia sentir a recompensa quente por seus esforços. Mas desta vez deve ser diferente.

Os dedos de Cedric a excitaram de uma forma que ela nunca tinha visto antes.

Seus dedos deslizaram mais rápido e mais excitadamente sobre sua entrada traseira.

De repente, ela é dominada por um tremendo orgasmo!

Ela se apoiou em seu peito e montou freneticamente em seu enorme pênis. A excitação a fez esquecer tudo. Ela só sentiu o orgasmo se aproximando. Anna ofegou e gemeu.

Cedric ainda estava preso pelo medo de decepcionar a mulher dos seus sonhos. Ele queria se conter, mas sua excitação aumentava a cada movimento.

Ele empurrou sua pélvis contra seu abdômen cada vez mais violentamente, enquanto seus dedos continuavam a deslizar sobre sua roseta. Anna se inclinou para trás, com as mãos em volta dos seios, deixando que os impulsos violentos a carregassem. Sem aviso, seu dedo penetrou em seu esfíncter.

Anna ofegou em choque.

Harry se revirava inquieto enquanto dormia. Os barulhos altos na tenda perturbaram seu sono. Assim que ele acordou, Anna desmaiou.

Ela caiu em cima de Cedric e o beijou com força.

Ela nunca tinha experimentado um orgasmo tão violento!

Cedrico estava fora de si. Ele empurrou sua pélvis contra seu abdômen cada vez mais violentamente, enquanto suas línguas executavam uma dança selvagem.

Harry acordou brevemente.

Ele sentiu o perfume de Anna. Ele avidamente sugou profundamente o cheiro, mas então se virou para o outro lado e se inclinou novamente.

Ele não percebeu o que estava acontecendo na barraca, assim como os dois não perceberam que Harry havia acordado brevemente.

Cedric não percebeu o orgasmo dela. Ele estava muito ocupado com seus próprios sentimentos. Só quando se descarregou com gemidos violentos notou que Anna estava deitada sobre ele, atordoada.

"Cedy! Cedy! Isso foi ótimo", ela sussurrou em seu ouvido, mordiscando suavemente seu lóbulo.

Embora gostasse da sensação, logo se tornou pesada demais para ele. Anna se deitou ao lado dele e se aconchegou na dobra de seu braço.

"Vou rastejar de volta para o meu saco de dormir e dormir por mais algumas horas. Não sobrou muito da noite. Ele era lindo, Cedy. Se você quiser, faremos de novo em breve. Você gosta?

"Sim... claro... eu não posso sonhar com nada melhor."

"Dê-me outro beijo", ela exigiu com ternura.

Um beijo insinuado se transformou em um abraço amoroso. Ele estava relutante em deixar sua deusa ir. Mas foi melhor assim. O que aconteceria se Harry os encontrasse juntos em seus sacos de dormir amanhã? Eles rapidamente se vestiram novamente. Todos estavam deitados em seus sacos de dormir.

Cedric virou-se para a parede da tenda e mais uma vez aproveitou a lembrança da noite. O perfume de Anna estava pendurado no saco de dormir, ele o cheirava com prazer.

"Durma bem, meu cedile."

"Boa noite Ana."

Estava tão exausto que logo adormeceu. Anna estava imóvel em seu saco de dormir e ouvia sua respiração. Quando ela teve certeza de que Cedric tinha adormecido, ela desabotoou a calça jeans e começou a acariciar seus pelos pubianos curtos.

Ela pensou na noite.

Ela havia notado a noite toda que Cedric a observava secretamente. Ela gostou do namorado tímido de seu irmão desde o início. Claro que ele era muito jovem para ela e ela nunca tinha pensado em dormir com ele. Mas hoje ela só estava com vontade.

E Cedric era apenas um menino doce. Ele era magro com um corpo musculoso e atlético e cabelos castanhos escuros. Desde o início, ela achou seus olhos verdes brilhantes mais interessantes. Eles irradiavam paixão, sentimento e calor.

Pena que ele tinha apenas dezoito anos. Aos vinte e um anos, não havia como ela se envolver com um jovem como aquele.

Enquanto ela ponderava, ela continuou acariciando-se. Agora ela mergulhou um dedo em sua fenda. Sua excitação aumentou rapidamente. Um pouco depois, ela atingiu outro orgasmo.

Com dificuldade, ela conseguiu não gemer alto, como estava acostumada. Levou muito tempo para ela se acalmar novamente.

"Cedylein, você tem algo. Eu deveria ter cuidado ou vou me apaixonar por você", ela murmurou.

Ela adormeceu com as mãos entre as pernas.

Anna acordou primeiro.

Ela ainda tinha uma mão entre as pernas. Ela sorriu ao pensar na noite anterior. Foi uma boa ideia que ela se arrastou para dentro do saco de dormir dele para se aquecer. Agora ela tinha que se livrar dos preservativos o mais rápido possível antes que seu irmão acordasse.

O mais silenciosamente possível, ela saiu da tenda e foi para a floresta.

A chuva de ontem trouxe um forte resfriamento. O sol ainda não havia chegado ao fundo do vale. Ela encontrou um lugar entre os arbustos e desabotoou as calças.

Nesses momentos ela gostaria de ser um homem. Fazer xixi em pé era definitivamente mais fácil. Depois de se certificar de que não havia esquecido nenhuma urtiga ou ervas daninhas, ela se agachou no chão da floresta. Ela abriu as coxas e esvaziou a bexiga cheia. Enquanto ela observava o feixe, ela pensou na noite passada.

Apenas a lembrança do doce Cedric com o lindo pênis a fez estremecer. Ondas de excitação correram sobre seu corpo. Tão bonita quanto com Cedric, ela nunca tinha tido relações sexuais.

A jovem havia conseguido algo que nenhum de seus amigos anteriores havia alcançado: um orgasmo intenso. Até agora ela sempre teve que ajudar.

Depois que ela terminou de urinar, ela tirou os preservativos com nós do bolso da jaqueta. Ela olhou para as coisas bem cheias com um sorriso. Ela esperava que houvesse uma continuação.

Com uma pequena colher que trouxera, ela cavou um buraco no chão da floresta. Ela jogou as camisinhas na fossa e fechou novamente com terra.

Então ela voltou para o acampamento e começou a limpar sua barraca. Ela amaldiçoou em voz alta. Quase todas as suas roupas estavam molhadas. Assim que ela pendurou tudo para secar, sua mãe saiu da barraca sonolenta.

"Bom dia Ana."

"Bom dia, mãe. Dormiu bem?"

"No pouco tempo que seu pai me deu, eu dormi bem. E você? O que você está fazendo aí?"

"Todas as minhas roupas ficaram molhadas!"

"Você vai me ajudar com o café da manhã?"

"Claro, eu estou indo."

Depois do café da manhã, Cedric ajudou com os pratos. Harry e seu pai examinaram a pequena barraca com vazamento.

Anna tinha ido a Mayrhofen fazer compras.

A mãe de Harry lavou os pratos e depois os entregou para Cedrico secar.

"Você gosta de acampar?"

"Sim, é ainda melhor do que eu pensava."

"Você sente falta da sua namorada? Você tem uma?"

Cedric hesitou e sentiu-se corar.

"Uhh... não... eu não tenho namorada."

"Eu não entendo, um menino tão bonito e doce."

Carolin percebeu seu constrangimento e mudou de assunto.

"Eu vou procurar cogumelos mais tarde. Você quer vir comigo?"

"Eu não conheço cogumelos. Eu definitivamente só usaria os venenosos."

"Sem problemas! Eu vou te mostrar o que estamos procurando."

"Então eu gostaria de ir com você."

Harry e seu pai ainda estavam ocupados consertando a barraca de Anna.

"Você será capaz de consertá-lo?" Caroline perguntou ao marido.

"Eu não sei, a costura rasgou e não temos cola de verdade. Vou falar com Anna, ou ela dorme na nossa barraca ou temos que ir a Munique e pegar uma barraca sobressalente no porão."

"Vai demorar muito?"

"Eu não sei por que?"

"Cedric e eu vamos procurar cogumelos. Então posso preparar uma refeição deliciosa."

"Essa é uma ótima ideia. Eu amo pratos de cogumelos."

Ela se despediu do marido com um beijo carinhoso. Cedric a seguiu até a floresta, com a cesta na mão. A tempestade de ontem tinha passado. O sol queimou do céu; logo Cedric estava banhado em suor.

Carolin, por outro lado, não parecia impressionada.

Depois de duas horas eles ainda não tinham encontrado nenhum cogumelo. Cedric estava começando a se arrepender de ter ido com eles. Carolin sugeriu fazer uma pausa. Eles se sentaram em uma árvore caída e tomaram fôlego.

"Está muito quente hoje. Você não deve acreditar que tivemos uma tempestade tão forte ontem", ela começou uma conversa.

Cedric olhou além dela para o vale.

"Foi uma chuva forte. O marido dela nos explicou que isso é mais comum nas montanhas."

"Sim, o tempo muda muito rapidamente."

Com o canto do olho, ele observou a mãe de seu melhor amigo desabotoar os dois primeiros botões de sua blusa. Quando ela se inclinou para frente, ele podia ver profundamente em seu decote.

Ela claramente não estava usando sutiã!

Cedric sentiu-se corar de vergonha.

Carolin fingiu não notar.

"Devemos seguir em frente. Eu sempre encontrei cogumelos lá em cima. Mas antes disso eu tenho que entrar nos arbustos por um momento."

Ela se levantou e desapareceu atrás de uma pequena moita de arbustos. Cedric cuidou dela, então ele ouviu um respingo suave. Pouco depois Marta voltou.

Ela esfregou seu traseiro.

"É mais fácil para vocês homens. Eu sentei em uma urtiga. Vamos."

Eles continuaram subindo a montanha. Como ela havia previsto, logo encontraram os primeiros cogumelos porcini. Carolin mostrou a ele como descascar os valiosos cogumelos do musgo com uma faca.

Quando ele olhou para cima, ele tinha outro grande olhar para a blusa dela. Ele parou de cortar e secretamente olhou para o tamanho enorme de seu busto. Carolin notou seus olhos e sorriu maliciosamente.

Ela não desabotoou a blusa por nada!

"Você gosta do que vê?"

Cedrico corou. Ele engoliu em seco e baixou os olhos.

"Sim", ele gaguejou.

"Eu notei o jeito que você me olhou disfarçadamente ontem. Você pode fazer isso abertamente. Eu gosto quando agrado aos homens."

As manchas vermelhas em suas bochechas ficaram ainda maiores.

Caroline sorriu para ele.

"É um elogio para uma velha como eu quando homens jovens gostam dos meus seios. Então, enquanto estivermos sozinhos aqui, você pode olhar para o tamanho do meu busto descaradamente."

Carolin colocou a cesta de lado e tirou a faca de sua mão. Então ela desabotoou os últimos botões, tirou a blusa e a jogou no chão da floresta.

A parte superior do corpo dela estava completamente exposta!

Cedric parecia atordoado com os belos seios. Seus mamilos já estavam rígidos e saindo pelo menos uma polegada.

Ele nunca tinha visto mamilos tão longos!

Ela pegou as mãos dele e o puxou para uma árvore. Ela se inclinou contra o tronco e colocou as mãos em seus seios.

Cedric estava atordoado e não sabia o que estava acontecendo com ele.

"Você está satisfeito agora?"

Ele não sabia o que dizer.

Sob suas mãos, os mamilos poderosos pareciam crescer ainda mais. Ele se inclinou e beijou um mamilo.

Carolin colocou as mãos em volta da cabeça dele e o apertou contra os seios.

"Você pode chupar um pouco mais forte. Eu gosto disso. Isso me lembra de quando eu amamentei meus filhos."

Lentamente ele seguiu seu pedido e começou a chupar a grande verruga cada vez mais. De repente, ela soltou a cabeça dele.

Cedric temia que tudo isso seria o fim de tudo.

Mas quando ele olhou para cima, ele viu um rosto levemente sorridente.

"Você está indo bem. Ou você é natural ou teve um bom professor."

Cedrico gaguejou.

"Eu... uh... não tenho muita experiência."

Carolin sorriu e se inclinou para ele. Suavemente, mas com firmeza, ela colocou os lábios nos dele. Cedric se encolheu quando sentiu a língua dela.

A ponta de sua língua empurrou suavemente através de seus lábios. Ele agarrou seus seios roliços novamente e apreciou o jogo da língua.

Os beijos tornaram-se cada vez mais violentos e exigentes.

Cedric se assustou quando a sentiu abrir o zíper de sua calça e puxá-la para baixo. Ela gentilmente agarrou seu membro e começou a acariciá-lo.

Ele gemeu quando ela agarrou seu escroto e apertou com força.

"Vamos trocar de lugar", ela sussurrou. "Apoie-se no tronco da árvore."

Ele seguiu suas instruções. Assim que ele se inclinou contra ela, ela se ajoelhou e beijou seu pênis rígido. Ele assistiu incrédulo quando a mãe de seu melhor amigo tomou seu pau na boca.

Ele só tinha visto essas coisas em filmes pornôs antes!

Logo ele se ouviu gemendo alto. Ele colocou a mão nos ombros dela. Então ele se inclinou sobre ela e tentou alcançar seus seios novamente. Surpreso, ele notou que os mamilos dela ficaram ainda maiores. Ele os esfregou entre os dedos.

Assustado, ele soltou os mamilos quando Carolin gemeu alto.

"Com licença, Sra. Plessen. Eu não queria machucá-los."

"Você não me machucou. Pelo contrário, você faz isso muito bem."

Ele imediatamente segurou seu mamilo duro entre o dedo indicador e o polegar. Ele apertou, torceu e massageou seu mamilo consideravelmente mais forte. Ele estava tão hipnotizado por aqueles belos seios que não percebeu o quanto já estava excitado.

De repente, ele sentiu seu clímax se aproximando.

Ele soltou seus seios, encostou-se no tronco da árvore e fechou os olhos. Carolin trabalhou seu falo cada vez mais intensamente e coçou seu escroto ao mesmo tempo. Isso era melhor do que ele havia imaginado em seus sonhos mais loucos. Mais duas vezes ela parou e impediu seu orgasmo.

Na terceira vez, ela aumentou seu esforço e o massageou com tanta força que ele explodiu, gritando alto. Ele segurou sua cabeça e empurrou profundamente em sua boca em rápida sucessão. Seu esperma desceu pela garganta dela em jatos violentos. Ela sorriu para ele e engoliu sua semente. Seus joelhos tremiam e ele respirava pesadamente.

Carolina se levantou. Sua língua deslizou sobre seus lábios, removendo os últimos vestígios de sua carga quente. Ela acariciou seus seios com uma mão. A outra ela tinha entre as pernas.

Ele lentamente se acalmou e voltou à realidade.

"Isso é gostoso. Você gostaria de experimentar também?"

Cedric não sabia o que ela queria dizer. Ele a olhou interrogativamente.

"Eu... uhh... não entendo muito bem..."

Carolin sorriu enquanto tirava a saia e tirava a calcinha.

"Eu tentei o seu sexo, é claro que você tem o mesmo direito se quiser."

Ele assentiu hesitantemente.

"Isso... uhh... eu nunca fiz isso antes. Eu não sei se posso."

"Isso é muito fácil. Apenas tente."

Cedric se ajoelhou na frente da mãe nua de seu melhor amigo. De uma curta distância ele olhou para suas partes íntimas. A primeira coisa que viu foi um triângulo denso de pelos pubianos pretos.

A visão o excitou. Lenta mas firmemente seu corpo bombeou sangue no tecido erétil de seu pênis.

Carolin observou o processo; um sorriso brincava em seus lábios.

"Você parece gostar da minha vagina peluda. Isso deixa uma mulher madura feliz."

Ela deu-lhe um beijo, sentou-se no tronco e abriu as pernas.

Pela primeira vez em sua vida, Cedric foi capaz de olhar entre as coxas abertas de uma mulher. Ele gostou mais do que viu do que em seus filmes pornôs. Ele percebeu que seu cabelo privado era da mesma cor preta como o cabelo em sua cabeça.

"Vamos, meu jovem garanhão. Quero sentir sua língua."

Incerto, Cedric aproximou-se do objetivo de seu desejo. Carolin apertou e puxou seus mamilos longos e duros.

"Você pode fazer o que quiser. Só não morda. Eu não gosto disso."

Ele olhou para ela com espanto. "Por que eu iria te morder?"

"Alguns homens fazem isso, mas você pode esquecer em um momento."

Quando ele se inclinou para frente, um cheiro pegou suas narinas, aumentando ainda mais sua excitação. Ele gentilmente acariciou seus dedos através de seus pêlos pubianos.

"Você se atreve. Você não pode errar. Se eu não gostar de alguma coisa, eu vou te dizer."

Cedric respirou fundo e soltou o ar novamente. Assistir a filmes pornôs era algo completamente diferente da realidade. Sua curiosidade despertou!

Ele empurrou o cabelo denso para o lado e encontrou sua coluna molhada.

O aroma estimulante tornou-se cada vez mais intenso. Ele gostou do cheiro e se inclinou para inalar mais.

Carolin observou seu desejo ainda incerto de explorar com um sorriso. Foi emocionante ver o jovem examinando sua vulva.

A grande surpresa veio quando ele separou os lábios de sua boceta. Um fio branco e fino apareceu!

Cedrico olhou para cima incerto.

"Eu pensei que você gostaria de remover meu absorvente. Você só tem que puxar a corda lentamente."

Ele não precisava ser dito duas vezes!

Seu sexo abriu lentamente e o tampão ficou visível. Cedric não desistiu e logo o tirou completamente. Ele olhou brevemente para o utensílio tipicamente feminino.

"Basta soltá-lo. E continue. Eu gosto do jeito que você me toca."

Cedric largou a parte branca e realizou o sonho de inúmeras fantasias de pesagem. Ele estendeu a língua e tocou seus lábios. Muitas vezes ele se perguntou qual seria o gosto disso.

Estava uma delícia!

Cada vez mais rápido ele deixou sua língua deslizar sobre sua fenda.

"Uh, você está indo bem", ela gemeu.

Tão encorajado, ele ousou mais. Sua língua deslizou cada vez mais rápido sobre os lábios de sua boceta enquanto ele os separava ainda mais.

Seus gemidos continuaram a abastecê-lo.

Ele esfregou sua vagina molhada mais rápido e mais forte.

Ela pressionou a cabeça dele com força contra seu centro de prazer. Cedric lambeu e chupou como se sua vida estivesse em jogo. Ele teria preferido nunca parar. De repente, suas pernas se separaram dele.

"Deixe-me para baixo. Eu quero sentir você."

Carolin desceu da árvore e tirou uma grande toalha de banho da mochila. Espalhando-o, ela se deitou de costas e abriu as coxas.

"Vamos. Eu quero sentir você dentro de mim."

Cedric correu para ficar entre as pernas dela. Em contraste com a noite anterior, ele marcou na primeira tentativa e deslizou na fenda quente e úmida. Seus músculos começaram uma dança excitante em torno de seu membro.

Como não fazia muito tempo desde seus últimos orgasmos, ele tinha mais resistência. Suas mãos descansaram em suas nádegas e ritmicamente o pressionaram contra ela.

Cedric oscilou entre a felicidade e o pânico. Ele estava com medo de chegar cedo novamente. Como uma mulher experiente, Carolin percebeu isso imediatamente.

"Se você está vindo, apenas venha. Você não precisa se segurar."

Isso foi como uma deixa para ele e ele se deixou cair em seu orgasmo. Alguns impulsos pélvicos violentos e ele bombeou seu esperma quente em sua vagina.

Ofegando pesadamente, ele caiu sobre Carolin. Ele estava apenas feliz. Ela gentilmente acariciou sua cabeça.

"Gostei muito disso. Você tem um pau lindo."

Ela se virou para ele e beijou sua bochecha.

Pensamentos sombrios tomaram conta de Cedric.

E se o marido dela descobrisse?

Carolin parecia ter um vislumbre dos pensamentos que o atormentavam.

"Agora temos nosso pequeno segredo. Espero que esteja em boas mãos com você."

Cedrico assentiu. "Eu não vou contar a ninguém."

Ela sorriu para ele. "Temos que voltar para o acampamento agora, senão os outros vão pensar que estamos perdidos."

Ela enfiou a mão no bolso, tirou um absorvente interno e estendeu para ele com a mão aberta

"Você gostaria de enfiá-lo em mim?"

Cedrico assentiu. Ele rapidamente removeu a tampa. Ele empurrou seus lábios e empurrou o tampão profundamente em sua vagina.

Caroline gemeu.

"Você está indo maravilhosamente. Isso deixa você querendo mais."

No caminho de volta, de repente, lembrou-se de que fizera sexo com ela sem camisinha. E se houvesse consequências.

Ele reuniu toda a sua coragem.

"Sra. Plessen, não usamos borracha. E se houver consequências?"

Ela sorriu para ele.

"Você deveria pensar nisso da próxima vez. Mas não tenha medo. Estou tomando a pílula."

Ela o puxou para si e o beijou.

"Você é um menino muito doce. Que tal repetirmos esta noite?"

Cedric a encarou com espanto.

"Como isso funciona? Estou dormindo em uma barraca com Harry. E o marido dela?"

Secretamente, ele pensou em Anna. O que sua rainha de copas, sua deusa, seu amor secreto pensaria?

"Deixe isso ser minha preocupação. O que é, você quer?"

Cedric acenou com a cabeça alegremente. "Ah, sim, muito. Você é uma mulher maravilhosa e muito erótica."

"Ok, vamos fazer mais uma rodada hoje."

Ela pegou a mão dele e só o soltou quando estavam perto do acampamento.

"Dê-me outro beijo", ela exigiu.

Eles se abraçaram e um beijo se transformou em um jogo de línguas apaixonado e muito erótico. A essa altura, ele estava perdendo suas inibições. Suas mãos amassaram seus seios.

Gemendo, ela se separou dele.

"Rapaz, você também é um. Você não vai ficar duro de novo, vai?"

"Sim, eu sou", ele anunciou com orgulho. E para dar ênfase, ele pressionou seu membro rígido firmemente contra o corpo dela.

"Você quer me foder de novo rapidamente?"

Cedric engoliu em seco e acenou com a cabeça.

Ela colocou a cesta de cogumelos no chão.

"Então mostre o que você tem."

Ela se virou, lentamente empurrou a saia para cima provocativamente e se inclinou para frente. Ele olhou avidamente para sua bunda gorda. Carolin se apoiou em um tronco de árvore e abriu as pernas.

Ele não queria perder essa chance!

Fodendo uma mulher de pé por trás; outro sonho de sua juventude.

Ele libertou seu pênis duro do aperto de suas calças. Ele alegremente agarrou a corda e removeu o tampão. Então ele ficou atrás dela, agarrou sua pélvis e empurrou seu membro entre suas pernas.

Carolin gemeu quando ele a penetrou profundamente.

"Rapaz, rapaz, você tem uma tribo poderosa."

Ele lentamente começou a empurrá-la. Seus gemidos ficaram cada vez mais altos. Ele se inclinou para frente, alcançou sob sua blusa para seus seios e olhou para os mamilos grandes. Quando ele apertou seu mamilo com força e o esticou, Carolin foi dominada por um violento orgasmo.

Ofegando pesadamente, ela se deleitava com a alegria que o menino lhe dava. Ela retribuiu o favor com uma massagem vigorosa em seu membro. Carolin conhecia os efeitos de seus músculos vaginais.

Ela não teve que esperar muito para obter a confirmação.

Com um longo 'Ahh' seu esperma disparou em sua cavidade quente de luxúria.

Só lentamente a embriaguez dos sentimentos diminuiu.

"Você é realmente insaciável. Acho que é o suficiente. Temos que ter certeza de que voltaremos."

Ele estava relutante em romper com ela. Ambos rapidamente arrumam suas roupas. Ela o beijou na bochecha.

"Esse foi um bom final para a colheita de cogumelos."

Logo depois, eles estavam de volta ao acampamento. Seu marido já estava esperando por ela.

"Encontraste alguma coisa?"

Carolin acenou com a cesta cheia.

"Tivemos sucesso. Encontramos ótimos cogumelos porcini."

Ela abraçou o marido como um casal recém-casado.

Depois do jantar, o pai de Harry explicou que queria voltar para Munique naquela noite. A tenda de Anna estava tão quebrada que não podia ser consertada.

Ele tinha uma barraca sobressalente no porão de casa. Anna também queria cavalgar, pois a inundação havia encharcado a maior parte de suas roupas. Ela queria comprar roupas de reposição. Harry decidiu ir também; para poder passar uma noite com a namorada em Munique.

Cedric não podia acreditar em sua sorte!

Ele ficaria sozinho no acampamento com a mãe de Harry!

Após a refeição, os três foram embora e prometeram voltar no dia seguinte na hora do almoço.

Carolin e Cedric cuidaram da louça e arrumaram as barracas. Então eles se sentaram cansados na frente da fogueira.

Carolin abriu uma garrafa de vinho e Cedric tomou uma cerveja.

"Bem, o que você diz? Agora temos a noite inteira para nós mesmos."

Cedrico assentiu com entusiasmo.

"Você quase poderia dizer que eles planejaram isso."

"Mas eu não tenho. Eu não teria conseguido isso perfeitamente," ela respondeu com um sorriso.

Cedric se levantou e sentou atrás dela e passou os braços ao redor do corpo dela. Carolin colocou o copo de lado e inclinou a cabeça para trás.

Então ela percebeu que estava ficando com frio. O sol havia se posto há muito tempo, as estrelas brilhavam no céu noturno.

Cedric começou a beijar seu pescoço e colocou as mãos em suas coxas. Carolin gostava de sua ternura. Quando ele colocou as mãos em seus seios, ela estremeceu.

Agora estava completamente escuro. Cedric parou de acariciar.

"Eu tenho que ir."

Carolin assentiu na escuridão. "Eu também. Vamos fazer xixi."

Ela o puxou atrás dela para a borda próxima da floresta.

"Vamos," ela perguntou a ele com um sorriso.

"Mas isso não é possível," ele respondeu nervosamente.

"Devo ajudá-lo?"

"Uhh... eu não entendo..." ele gaguejou.

"Vire-se", ela instruiu.

Cedric virou as costas para ela e olhou para a floresta. Carolin deu um passo atrás dele, abraçou seu corpo e abriu suas calças. Ela gentilmente puxou para baixo sua calça jeans e puxou seu pênis para fora de sua calcinha.

Ela puxou o prepúcio e apontou para uma árvore.

"Vamos ver um belo arco."

Demorou um pouco para Cedric cumprir o desejo dela. Ele fechou os olhos e se concentrou na pressão em sua bexiga. Então ele sentiu a urina jorrando de seu pênis.

Ele se inclinou contra Carolin e desfrutou deste momento íntimo. Quando ela sacudiu as últimas gotas, ela empurrou seu pênis de volta em sua calcinha.

Então ela deu um passo para trás, colocou a mão sob a saia e tirou a calcinha. Com um sorriso, ela se abaixou e abriu as coxas.

"Você tem que fazer xixi também, Sra. Plessen?" ele perguntou.

"Claro, eu preciso."

"Posso observá-los? Ajudá-los?"

"O que você quiser."

Cedric caminhou ao redor dela e se ajoelhou atrás da mulher. Ele agarrou seu corpo esbelto, puxou sua saia e acariciou seus grossos pêlos pubianos. Ele apertou suavemente a área onde ele suspeitava de sua bolha.

Carolin ofegou baixinho e se rendeu ao seu desejo. Assim que as primeiras gotas caíram no chão, ela sentiu a mão dele pressionada firmemente contra seus lábios.

Cedric ficou impressionado com o fluxo quente que passou por sua mão. Ele a massageou cada vez mais forte. Mesmo quando sua bexiga estava completamente vazia. Carolin começou a gemer de prazer quando ele enfiou um dedo em sua fenda molhada. Ele aumentou a pressão, começou a penetrá-la mais rápido.

Carolin apoiou-se no chão e ergueu a pélvis.

Os movimentos de seus dedos tornaram-se cada vez mais rápidos.

Então ele sentiu o corpo dela tremer.

Ela gritou de prazer quando o orgasmo rolou sobre seu corpo.

Demorou um pouco para seu corpo se acalmar. Ela nunca teve tanto erotismo e satisfação em um dia.

Ela se levantou e ajeitou suas roupas.

"Vamos, vamos voltar para a barraca", disse ela, pegando sua mão. "Nós não queremos pegar um resfriado."

Um pouco mais tarde, eles se sentaram em frente à fogueira e se aqueceram. Carolin esvaziou a garrafa de vinho enquanto conversavam animadamente.

"Eu vou dormir agora, Cedric," ela explicou, mas sua voz soou um pouco arrastada. "Boa noite."

Ela se levantou e entrou na grande tenda principal.

Cedric cuidou dela com espanto porque esperava sexo noturno. Mas a mãe de Harry parecia bêbada e cansada.

No entanto, ele ainda não estava cansado. Este dia tinha sido o mais emocionante em sua vida até agora. Ele pegou outra garrafa de cerveja, sentou-se em frente à fogueira e apreciou o céu estrelado.

Da tenda principal, ele ouviu um ronco alto. Carolin parecia profundamente adormecida. Isso o deixou curioso.

Ele silenciosamente penetrou em sua tenda.

Ela estava embrulhada em um saco de carneiro azul escuro e parecia estar dormindo profundamente. Ele olhou ao redor do quarto dos pais de Harry.

De repente, viu um vibrador preto e um vibrador cor de pele deitado na borda. Até agora ele só tinha visto algo assim na Internet. Curiosamente, ele examinou os dois brinquedos. Especialmente o vibrador despertou seu interesse.

Repetidamente ele olhou para Carolin adormecida, mas ela não havia notado sua presença. Ela roncava como um sopro errante russo.

Ele calmamente rastejou até o saco de dormir dela e o abriu. Quando este estava aberto, ele podia desdobrar o tecido completamente. Carolin dormiu completamente nua!

Ele gentilmente abriu as pernas dela e pôde ver que seus lábios se abriram ligeiramente com esse movimento.

Isso despertou sua curiosidade!

Ele pegou o vibrador e espalhou lubrificante no brinquedo.

Com uma mão ele empurrou seus lábios e pressionou o dispensador de prazer artificial contra sua coluna. Ele lentamente empurrou o brinquedo sexual em sua gruta molhada. Então ele pegou o controle remoto e ligou o vibrador. Pouco a pouco ele experimentou todas as funções.

"O que você está fazendo aí?"

Cedrico se assustou.

Ele não havia notado que Carolin havia acordado e o observava com olhos curiosos.

"Eu... uhh... desculpe-me, Sra. Plessen," ele gaguejou.

"Você está indo bem. Onde você conseguiu a prática?"

"Eu não tenho nenhum. É o primeiro vibrador que eu já vi."

"Continue."

Carolin fechou os olhos e começou a massagear os seios. Ela tinha certeza de que Cedric não precisava de ajuda.

Ele continuou a brincar com o controle remoto e fez isso com tanta habilidade que Carolin logo começou a gemer alto. Ele lentamente aumentou a intensidade do vibrador.

Pouco tempo depois, ela atingiu seu clímax.

Seu corpo tremeu, seu pulso disparou, seus olhos ficaram pretos, os sentimentos eram tão intensos.

Quando ela abriu os olhos novamente, o vibrador havia sumido. Cedric se ajoelhou nu entre as coxas dela e acariciou seu pau duro.

"Foda-me, por favor", ela respirou animadamente.

Ele se inclinou para frente, empurrou seu pênis entre seus lábios separados e gentilmente a penetrou. Carolin enrolou as pernas ao redor de suas costas e pressionou seu corpo contra sua ereção.

Eles rapidamente encontraram o mesmo ritmo.

Dentro e fora, dentro e fora.

Sempre mais profundo, mais difícil e mais intenso.

Um pouco mais tarde, Cedric atingiu seu auge.

Ele bombeou seu esperma quente em sua vagina de novo e de novo, impulso após impulso. Quando ela sentiu isso, ela teve o segundo clímax em poucos minutos.

Por volta do meio-dia do dia seguinte, os três voltaram de Munique. Harry e seu pai esvaziaram o carro e logo depois começaram a montar a pequena barraca de reposição.

Cedric ajudou Anna com sua bagagem.

"Cedy, precisamos conversar," ela sussurrou baixinho em seu ouvido. Ele olhou para ela com espanto.

"O que precisamos discutir?"

Anna colocou a mão na dele.

"Você gostaria de fazer uma pequena caminhada nas montanhas? Poderíamos ter uma ótima conversa."

"Sim, claro", ele sorriu. "Estou muito satisfeito."

Duas horas depois já estavam no Hollenzberg e tinham uma vista maravilhosa do Zillertal. Diretamente abaixo deles estava Mayrhofen, à direita Zell am Ziller, à esquerda Finkenberg com o poderoso Tux Glacier.

A uma altitude de quase 1.600 metros era agradável, o sol não queimava tanto como no vale.

Anna estendeu um cobertor em um prado ao lado da trilha. Ela tirou uma garrafa de água da mochila e entregou a Cedric.

"Por que você está olhando para mim tão pensativo?" ele perguntou curioso.

"Devem ser as borboletas no meu estômago."

Cedrico olhou para ela interrogativamente.

"Eu não entendo o que você quer dizer."

“Pensei muito na longa viagem. Cedric, eu me apaixonei por você."

Ela lhe deu um beijo na bochecha.

Cedric não podia acreditar que uma garota tão bonita se apaixonasse por ele. Seu olhar fez seu pulso acelerar também.

"Você realmente quis dizer isso?"

"Claro, Cedylein," ela respondeu gentilmente. "Não é divertido com algo assim. O que você diz?"

"Eu também me apaixonei por você", ele respondeu. "Foi há cinco anos, em setembro."

"Perdão?"

“Em setembro, cinco anos atrás, eu estava em sua casa com Harry pela primeira vez. Você tinha dezesseis anos e era a garota mais bonita do mundo. Quando te vi pela primeira vez, me apaixonei por você. Levou apenas cerca de dez segundos! Eu só sonhei com você por cinco anos. Eu nunca tive uma namorada, pois comparei todas as garotas com você, mas nenhuma poderia competir com você."

"Você me amou por cinco anos?"

"Sim," ele disse envergonhado, olhando para o chão. Entre os dedos, ele brincava com a grama exuberante das encostas alpinas.

"Você é adorável."

Anna deitou a cabeça em seu peito. Ela apreciou o formigamento de seus dedos acariciando seus longos cabelos.

Mais uma vez ela o comparou com seus amigos anteriores. Ela chegou novamente à mesma conclusão: Cedric era completamente diferente, ele era claramente muito especial. Ela se sentiu completamente feliz.

"Ana?"

"Sim, cedile?"

"Eu não sei como dizer isso. Você se importa que eu seja mais jovem?"

"Não, por que deveria me incomodar?"

"O que seus amigos vão dizer?"

"Tenho certeza que eles vão me provocar um pouco, mas eu não me importo. Eles não sabem o que eu tenho em você. E acredite em mim, se eles zombarem de você, então eles podem experimentar algo. não se preocupe, eles não vão comer você. Você vai conhecê-la em breve, a propósito. Minha melhor amiga está dando uma grande festa no jardim em três semanas. É sempre uma grande festa.

Ela colocou a mão em seu estômago e lentamente a moveu para suas calças. Com ternura, ela acariciou o tecido e sentiu sua ereção.

Cedric poderia ter ficado assim por horas, mas os deuses do tempo não entendiam. Uma nuvem se moveu na frente do sol e logo depois começou a chover.

Eles rapidamente fizeram as malas e fugiram para o vale. De mãos dadas, eles tropeçaram pela encosta. Cedric notou uma pedra pendendo e puxou Anna em direção a ela. Assim que chegaram ao local seco, a chuva ficou ainda mais forte. Eles se sentaram em uma pedra que se apoiava na face da rocha como um banco e se enrolaram no cobertor quente.

Com ternura, ela acariciou o cabelo preto da testa.

"É um lugar legal, se eu não estivesse com tanto frio."

Cedrico olhou para ela surpreso. "Eu não estou com frio."

Ele colocou o braço em volta dos ombros dela e a abraçou com força. Eles observaram a chuva, que estava ficando cada vez mais pesada, abraçada com força.

Um trovão alto fez os dois pularem. Flash após flash seguiu cada vez mais rápido. A tempestade parecia ter atingido o Zillertal.

Cedric assistiu ao espetáculo enquanto Anna se aconchegava cada vez mais perto dele. A mão dele descia incessantemente pelas costas dela, às vezes pelo pescoço também.

Anna colocou a mão em sua coxa e começou a acariciar sua calça jeans. Ela colocou a mão em sua ereção e massageou a protuberância.

"Você poderia, por favor, tirar suas calças?" ela perguntou em um sussurro. "Então eu posso te acariciar melhor," ela continuou quando notou seu olhar perplexo.

"Com prazer, mas direitos iguais para ambos. Eu ficaria feliz se você tirasse seu jeans também."

Com uma sensação de calor no estômago, Anna pensou que nenhum de seus amigos jamais havia lhe perguntado algo tão gentilmente. Eles teriam simplesmente aberto o zíper de suas calças e tirado o tecido.

"Você é fofo," ela respirou.

Ambos se levantaram e abriram as calças. Quase no mesmo ritmo em que se despiram.

"O resto também, Cedylein. Por favor!"

Ele sorriu para ela, pegou sua calcinha e puxou-a para baixo. Ela observava cada movimento dele e admirava a forma masculina de seu sexo. Seu pênis parecia ainda mais atraente do que ela imaginara. Na escuridão da noite anterior, ela só foi capaz de senti-lo, mas não de vê-lo.

"Eu gosto do que vejo," ela respirou, sorrindo suavemente.

"Agora você! Por favor, eu quero ver seu corpo."

"Seu lascivo", ela respondeu com um sorriso e beijou-o carinhosamente na boca.

Então ela deu um passo para trás para que ele pudesse vê-la bem.

Se desfez os botões de sua blusa e os despiu. Então ela tirou o sutiã.

Cedric respirou fundo e exalou enquanto observava a forma perfeita de seu busto. Em sua beleza, Anna lhe parecia uma deusa que acabara de deixar o Olimpo.

Ela era perfeita!

Com um sorriso provocante em seus lábios, ela agarrou o cós de sua calcinha e lentamente a puxou para baixo. Quando a calcinha chegou ao chão, ela caminhou em direção a Cedric.

"Sente-se, por favor", ela pediu a ele.

Ele colocou o cobertor sobre a pedra e se sentou. Anna rastejou sobre suas coxas e se aconchegou em seu colo.

Seu pênis já estava saindo com força de seu corpo em seu tamanho total, sem qualquer influência externa. Anna se aproximou cada vez mais dele. Quando seus lábios encontraram um beijo apaixonado, seu membro rígido tocou seus lábios ligeiramente separados.

"Eu te amo, Cedy," ela gemeu, empurrando seu pênis profundamente em suas partes íntimas em um movimento firme.

Cedric gostou do atrito na vagina dela, mas gostou ainda mais do contato visual. Ele pensou que estava penetrando através de suas pupilas em sua alma e tocando seu verdadeiro "eu".

Anna se movia cada vez mais rápido, mas manteve contato visual. Ela viu seus olhos passarem de um tom de marrom para um verde escuro.

Somente quando seus gemidos ficaram mais altos e ela começou a se mover descontroladamente, ela quebrou o contato visual. Anna pensou que estava voando pelo universo, passando pelas estrelas brilhantes, o orgasmo fluía pelo seu corpo tão intensamente

Seu clímax começou no dedão do pé, correu pelas pernas, subiu pelo torso e explodiu em seu cérebro. Ela estremeceu, gemeu, gemeu e perdeu o contato com o ambiente.

Quando ela abriu a porta para o presente novamente, ela sentiu seu sêmen quente escorrendo de sua vagina. Durante sua jornada pelo universo, ele se derramou nela.

"Cedy, isso foi ótimo."

"Eu te amo, Anna," ele respirou, beijando sua bochecha e mordiscando seu lóbulo esquerdo.

"Eu também te amo, querida", ela respondeu. "Devemos nos lembrar dessa posição, nunca senti um orgasmo tão intensamente."

Assim que eles estavam completamente vestidos, um cão de caça correu e logo depois um caçador sob uma capa de chuva grossa.

"Olá, você está perdido?"

"Não, vamos esperar debaixo daquela borda até que a chuva pare. Nós moramos no acampamento Mayrhofen."

"Esperar a chuva? Mas você vai ter que esperar muito tempo. A chuva dificilmente vai parar hoje.

O cão sentou-se ao lado de Cedric e apoiou-se em suas pernas. Mesmo quando seu mestre o chamou, ele olhou para cima brevemente, mas apenas ficou ali sentado.

O caçador reconheceu o comportamento de seu cão com um sorriso.

"Acho que você gosta de cachorros. Caso contrário, não grudaria em você assim."

Cedric balançou a cabeça: "Na verdade, tenho mais medo de cachorros estranhos."

"Você deve se apressar e correr para o vale. Estamos tendo uma estação chuvosa mais calma agora, mas a tempestade vai se intensificar."

"Obrigada," Anna respondeu, pegando a mão de Cedric. Juntos, eles correram pela trilha para o vale.

Eles chegaram ao acampamento completamente encharcados.

Eles passaram a tarde na tenda principal jogando vários jogos de cartas.

Como grelhar estava fora de questão, eles foram até Finkenberg para jantar. Na taverna naquela noite houve uma festa da associação de fantasias local, o que fez Harry bufar desdenhosamente. A ideia de ter que ouvir música folclórica a noite toda o deixava triste.

Portanto, depois do jantar, ele pediu uma partida imediata.

Quando chegaram a Mayrhofen, a chuva quase havia parado. Para que pudessem tomar uma bebida juntos debaixo do toldo.

Cedric não fazia ideia de que duas mulheres gostariam de passar a noite com ele. Depois de uma hora de conversa agradável, cada um dos homens já havia engolido três garrafas de cerveja.

Cedrico derrubou a quarta garrafa que Harry queria lhe dar.

"Não, obrigado, já estou cansado. Vou sair rapidamente para a floresta de novo e depois dormir em nossa barraca."

Depois de alguns passos, ele ouviu alguém o seguindo.

Ele se virou e reconheceu Anna. Ela pegou a mão dele e rapidamente o puxou.

"Nós não temos muito tempo. Harry estará lá."

Depois de alguns passos, ela parou e o abraçou. Eles rapidamente começaram a se beijar. Cedric colocou as mãos em volta da cintura dela e a abraçou com força.

Um galho quebrado os separou. Seu pai passou a poucos metros deles sem notá-la. Logo atrás dele seguia um Harry balançando levemente.

Eles deslizaram silenciosamente para o lado. Atrás de uma árvore grossa eles esperavam passar despercebidos. Mas não havia tempo para mais do que alguns beijos.

Quando Cedrico entrou na barraca, Harry já estava em seu saco de dormir e havia mergulhado em uma de suas revistas pornográficas.

"Você tem que ver esses peitos de monstro!"

Cedric gemeu internamente!

Isso é exatamente o que ele temia. Harry agora passaria por todo o livreto com ele. Tudo o que ele queria era se deitar em seu saco de dormir e sonhar com Anna.

Mas Harry não entendeu, deslizou para mais perto e mostrou as fotos.

De repente, alguém bateu na lona.

"Sou eu, Anna. Posso entrar? A barraca nova também está vazando. Está chovendo em mim."

"Claro," Harry respondeu, rapidamente escondendo as revistas pornográficas.

Anna se arrastou para dentro da barraca com seu saco de dormir.

"Obrigado, isso é legal de sua parte. Eu não estou com vontade de dormir na tenda principal. Mamãe ronca tão alto."

Ela jogou o saco de dormir entre Cedric e a parede da barraca. Ela se arrastou cuidadosamente para dentro da barraca e se arrastou para dentro da cavidade quente de seu saco de dormir.

Harry desligou a lanterna e virou o rosto.

Anna estendeu a mão para Cedric e gentilmente acariciou seu rosto. Ele beijou as pontas dos dedos dela e desejou que Harry adormecesse rapidamente. Mas esse não parecia ser o caso hoje, ele continuou jogando e girando. De repente, ele grunhiu e saiu do saco de dormir. Anna esperou até que ele saísse da tenda.

"Sim, sim, a cerveja."

Cedrico assentiu. "Eu não o vejo tão bêbado há muito tempo."

“É uma pena que minha barraca seja tão pequena. Caso contrário, você poderia ter vindo até mim.”

"Eu pensei que sua barraca estava vazando?"

"Foi uma mentira inocente. Caso contrário, eu teria que dormir sozinho. Você não teria vindo até mim, teria?"

Cedrico mordeu o dedo dela.

"Você é um para mim. Mas não é verdade. Eu queria vir assim que Harry estivesse dormindo."

"Ele vai dormir em breve, bêbado como está. Vou te dizer uma coisa, se você beber tanto, então acabou com a gente."

"Não tenho problema com isso, não gosto de álcool.

"Isso é bom porque tive experiências ruins com homens bêbados."

O retorno de Harry encerrou a conversa. Depois que ele desligou a lanterna novamente, Anna puxou a mão de Cedric em sua direção e retribuiu a ternura que havia recebido anteriormente.

Harry não tinha ideia do que estava acontecendo tão perto dele. Ele pensou que ambos estavam dormindo profundamente e decidiu folhear uma revista pornô com uma lanterna. Para não acordar os outros, rastejou até o fundo do saco de dormir e, assim, cobriu a luz.

Ao contrário de Cedric, Anna não tinha ideia de que tipo de literatura mantinha seu irmão acordado. Mas logo ela sabia o que ele estava fazendo, porque mesmo seus gemidos abafados não podiam ser ignorados.

Anna achou a situação engraçada, mas também emocionante ao mesmo tempo.

De repente, tudo ficou quieto na tenda. O brilho fraco da lanterna se apagou e logo depois um ronco suave mostrou que Harry finalmente havia começado seu caminho para a terra dos sonhos.

Eles ficaram parados por um tempo. Então Anna não aguentou mais no saco de dormir. Cedric já estava esperando por ela.

Enquanto eles se beijavam, eles começaram a se despir. Não havia vestígios de sua timidez da última vez. Eles empurraram um ao outro para baixo de suas calças com os pés. Nem tudo aconteceu sem risos.

De repente, Harry ofegou.

"Você não pode ficar quieto? Eu quero dormir."

"Eu também, acabei de me lembrar de uma piada de antes."

"Coringa," Harry rosnou e adormeceu novamente em um momento.

Anna pressionou seu corpo esguio e macio avidamente contra Cedrico. Ela beijou lentamente do pescoço até o peito e para baixo. Finalmente ela atingiu seu objetivo!

Suavemente ela deu um beijo no galho que subia abruptamente.

Cedrico gemeu baixinho.

Ela envolveu seus lábios ao redor de seu pênis e começou a chupar sua cabeça enquanto colocava uma mão entre suas coxas e massageava intensamente seu clitóris.

Ela gentilmente raspou sua pele com as unhas até que ela alcançou seu escroto. Ela fez cócegas nas bolas inchadas com a ponta dos dedos. Então ela pegou um testículo entre três dedos e o moveu para frente e para trás.

Sua língua acariciou a parte inferior de sua glande nua. Com os dentes, ela mordiscou ternamente a cabeça de seu membro.

Cedric empinou-se de prazer, e Anna deixou sua língua circular em torno de sua glande ainda mais rápido. Ele respirou fundo e alto em seus pulmões quando ela tomou a ponta de seu pênis entre os lábios.

Seu membro entrou lentamente em sua boca. Cedric continuou tentando empurrar sua pélvis para a frente para entrar mais fundo. Mas Anna foi capaz de se esquivar habilmente. Sua língua girou em sua parte inferior, procurando os pontos sensíveis. Mais e mais ela empurrou seu pedaço duro em sua boca até que ela o absorveu completamente. Ela sentiu sua glande no céu da boca e começou a chupar levemente. Uma mão fez cócegas em suas bolas, a outra raspou as unhas afiadas em direção ao estômago. Você sente seus músculos abdominais tensos.

Uma contração percorreu seu corpo.

Ela tinha alcançado seu objetivo e sentiu seu orgasmo se aproximando. Ainda mais rápido ela chupou sua varinha. Ela queria que ele explodisse em sua boca.

O indefeso Cedric explodiu e bombeou todo o seu esperma em sua garganta. Ela engoliu tudo e saboreou o sabor agradável de seu sêmen.

Depois de lamber seu pênis limpo, ela se arrastou em seus braços. Ela se aconchegou cansada em seu ombro.

"Se Harry soubesse o que estávamos fazendo, ele estaria sóbrio em pouco tempo", ela sussurrou.

"Ele certamente assistiria."

“Sim, meu irmão é um voyeur nato. Ele continua tentando me ver tomar banho. Mas eu nunca o deixei ver mais do que minha bunda. Eu esperava que isso acontecesse quando ele tivesse uma namorada firme. Mas nada mudou.”

"Se eu tivesse uma irmã tão bonita, eu tentaria também."

"Estou feliz que você não é meu irmão."

"Eu também."

Anna deu-lhe um beijo gentil.

"Boa noite minha querida. Durma bem."

Cedric estava excitado demais para dormir. Ele acariciou Anna até que ela dormisse profundamente.

Harry gemeu na manhã seguinte.

"Oh Deus, eu me sinto doente."

Cedrico esfregou os olhos sonolento. "Basta beber menos."

A resposta de Harry foi imprimível. Ele fugiu da tenda sem fechá-la atrás de si.

O frio úmido penetrou pela abertura. Cedric considerou ficar na cama, mas a fome o fez rastejar para fora do saco de dormir. Vestiu-se rapidamente e correu pela chuva até a tenda principal.

Um bom café da manhã faria o dia parecer mais rosado.

"Bom dia, Cedric. Sente-se. O chá estará pronto em breve."

Carolin piscou para ele com um sorriso e virou-se para o fogão a gás. Cedric sentou-se ao lado do pai de Harry e começou a espalhar Nutella em um rolo.

Pouco depois, Marcel Plessen se levantou, pegou seus cigarros e saiu da tenda principal.

"Estou lá fora para fumar", ele disse adeus.

"Nós ouvimos você ontem à noite", disse Carolin quando seu marido se foi.

"Eu ronquei?"

"Não, Harry fez o papel."

Cedric precisou de alguns segundos antes de entender o que Carolin queria dizer com ruídos. Ele sentiu suas bochechas ficarem vermelhas. Agora ele era o garoto tímido novamente.

"Está tudo bem. É bom quando você é jovem e apaixonado. Você fez sexo com minha filha?"

"Uhh... não, não realmente," ele respondeu, envergonhado.

"Ah, entendo," ela respondeu, balançando a cabeça. "Ela te deu a cabeça para te fazer dormir. Homens assim, eu sei disso pelo Marcel."

"Sim... uh."

De alguma forma, Cedric se sentiu envergonhado de falar com a mãe de Anna sobre as atividades orais de sua filha.

"Você corou, Cedric," ela disse, sorrindo. "Eu nem te conheço assim. Você pode, por favor, acordar Anna?"

"Sim, claro, Sra. Plessen."

Cedric, ainda com o rosto vermelho, virou-se e saiu apressadamente da tenda. Marcel parou na frente da barraca e deu uma tragada no cigarro.

"Da próxima vez você terá sua própria barraca, um pouco maior. Então você ficará mais confortável."

Ele rapidamente correu pela chuva até sua barraca. Anna dormiu profundamente e profundamente. Ela não percebeu que ele se arrastou para dentro da barraca. Seu longo cabelo preto azulado emoldurava sua cabeça como uma auréola.

Ele se deitou ao lado dela e beijou sua bochecha.

"Que horas são?"

"Quase dez horas. você dormiu demais, eu tenho que te acordar, o café da manhã já está pronto."

Ela abriu o saco de dormir e se vestiu rapidamente. De mãos dadas, eles foram para a barraca dos pais. Harry ainda estava tão ocupado com sua náusea que não percebeu.

Completamente diferente de seus pais.

Marcel acenou para os dois e empurrou para eles o pão que acabara de ser servido.

"Bom dia Anna. Infelizmente, parece que vamos para casa depois de tudo. Acabei de ouvir a previsão do tempo. Deve chover continuamente nos próximos dias. Não é assim que acampar é divertido. Todos estão bem se nós ir para casa?"

Eles concordaram por unanimidade com sua proposta.

Harry pulou o café da manhã. Ele continuou oscilando entre a tenda e a floresta. A cor de seu rosto melhorou apenas lentamente.

Depois do café da manhã começaram a desmontar as barracas. Carolin e Cedric se conheceram ao doar.

No caminho para casa, Anna sentou-se no meio e segurou a mão de Cedric.

Cerca de três horas depois, chegaram a Munique.

O amor deles duraria apesar da diferença de idade?

2

APOSTA GANHOU!

Finalmente parei na frente da porta do apartamento e procurei desesperadamente pela chave. Amaldiçoei por dentro e fiz uma nota mental para finalmente arrumar minha bolsa como fiz cem mil vezes antes. É claro que dessa vez também seria um desejo piedoso.

Depois de algumas buscas e brincadeiras, chegou a hora e eu estava no corredor da casa dos meus pais. Morávamos em uma casa geminada no distrito de Pasing, em Munique.

Era final de julho e eu estava de férias. Estudei história da arte e musicologia na Universidade de Innsbruck. Eu decidi especificamente ir para a Áustria porque tive que experimentar uma separação desagradável depois do meu Abitur.

Então a distância física de Munique foi boa para mim.

Arrastei o carrinho atrás de mim para o meu quarto e me joguei na cama. Estava tão quieto nesta casa, muito diferente do dormitório onde fiquei.

Pouco depois, abri minha mala, tirei o saco de higiene e a roupa suja e fui para o banheiro. As roupas usadas desapareceram no balde da lavanderia e logo em seguida joguei minha camiseta, minhas meias e minha calcinha.

Fiquei completamente nu na sala de azulejos verdes e pensei, como tantas vezes, que o arquiteto deveria ser estrangulado por sua escolha de cor.

Dei uma rápida olhada em mim mesma no espelho e percebi que parecia cansada.

Apenas se refrescar!

Depois do banho, fui nua para o meu quarto e me enfiei debaixo das cobertas. Minha mãe tinha acabado de fazer minha cama.

Fechei os olhos como se estivesse sozinha e comecei a acariciar meus mamilos ternamente com a mão direita.

Eu estava cansada, mas também sabia que não conseguiria dormir sem me aliviar primeiro.

Levantei-me com um suspiro e tirei meu pequeno vibrador preto do meu armário. Eu verifiquei sua função antes de deslizar de volta para minha cama. Eu coloquei o cobertor ao meu lado enquanto eu gostava de poder me ver me masturbar. Eu amo a visão do vibrador penetrando minha vagina.

Eu abri minhas coxas avidamente, acariciando meus pelos pubianos loiros com meu servo de amor. Então eu lentamente o empurrei em minha coluna molhada.

Ele deslizou facilmente em mim, como se já fosse esperado. Lentamente me fodi com o vibrador. Imediatamente meus mamilos endureceram e cresceram em pequenas torres. Com a mão esquerda amassei meus seios, com a direita guiei o auxiliar sussurrante até o fundo da minha vagina gotejante.

Não, eu literalmente enfiei na minha boceta!

Com desempenho máximo!

Então eu subi a escada da luxúria.

Eu não estava mais ciente de nada fora do meu quarto. Um erro, como logo se viu!

Gemendo, apreciei a ponta de zumbido no meu clitóris. Eu gritei, engasguei e joguei e virei.

Meu orgasmo diminuiu lentamente.

Quando abri os olhos, vi uma sombra escura no corredor. Arregalei os olhos surpresa!

Apanhado!

Lá estava Henri, o amigo de vinte anos de meu irmão. Eu o conheço há mais de cinco anos. Ele entrava e saía de nossa casa e passava todo o tempo livre com meu irmão Lukas.

Assustado, fechei as pernas, mas esqueci o vibrador, que se fez sentir e me obrigou a abrir as coxas novamente.

O diabinho em mim, no entanto, imediatamente assumiu o controle e eu fiz algo que eu não teria pensado na vida.

Abrindo minhas coxas o máximo que pude, lentamente puxei o vibrador para fora da minha vagina e levei-o à minha boca, onde comecei a lambê-lo. Meu muco era doce e cheirava intensamente a orgasmo.

Deixei minhas coxas abertas para que Henri tivesse uma boa visão dos meus lábios, que estavam se fechando lentamente novamente.

Ele ficou lá, colado aos pés, me observando. Eu vi a protuberância crescendo em suas calças.

Só quando meu orgasmo diminuiu e o vibrador foi lambido, fechei minhas pernas e me sentei.

Seus olhos deixaram meu abdômen e se concentraram no meu rosto.

"Er..." ele começou a gaguejar. "Desculpe... eu não queria..."

"Mas você fez!" Eu respondi incisivamente e reprovadoramente.

“Eu... queria... apenas... uhhh. Eu vi alguém na casa e pensei que era seu irmão."

"Você notou que há um sino em nossa casa?"

"Sim... uh... eu sei disso, mas a porta da frente estava aberta."

Droga!

Esqueci de fechar a porta atrás de mim.

Ele ainda não tirou os olhos de mim. Ele literalmente absorveu a visão do meu corpo. Minhas pernas esbeltas e dobradas, meus seios jovens e firmes e mamilos duros.

O diabo ainda tinha posse de mim.

"Você gosta do que vê?"

"Uh..."

Em câmera lenta, ele virou a cabeça e murmurou, "'desculpe".

Ele estava prestes a sair quando eu liguei de volta.

"Pare! Henri, volte imediatamente!"

Meu pedido veio em uma voz afiada. Ele rastejou de volta para a minha porta e olhou para mim como uma bagunça miserável. Ele olhou para baixo com vergonha, como um estudante pego fumando no banheiro da escola.

"O que mais é?" ele murmurou.

"Venha aqui agora!" Eu pedi muito dominante.

Sua expressão preocupada e confusa deu lugar à surpresa. Ele provavelmente não teria esperado tal tom.

"Você quer que eu... entre...?"

"Sim!"

Ele trotou e parou cerca de um metro na minha frente.

"Venha um pouco mais perto!"

Ele se aproximou e tentou, com sucesso limitado, encobrir sua curiosidade. Seus olhos deslizaram avidamente sobre meu corpo.

"Você ainda não respondeu minha pergunta!"

"O que..." ele engoliu. "Que pergunta...?"

O pobre Henri foi pego tão desprevenido que realmente não conseguia se lembrar do que eu havia perguntado a ele.

"Eu perguntei se você gostou do que vê."

Agora Henri se deu ao trabalho de examinar meu corpo em detalhes. Aparentemente, ele tomou isso como permissão para ficar de boca aberta comigo.

"Uhh... sim... claro! Você é linda, Naomi."

Estendi meu braço esquerdo e a pressionei contra a protuberância em suas calças por baixo.

"Não mais?"

Qual era o problema comigo?

Como um gato perseguindo alegremente um rato, eu assumi a responsabilidade e não lhe dei a chance de escapar.

"Sim claro..."

"Claro o quê?"

Aumentei a pressão em suas calças, fazendo com que seu pau continuasse a crescer.

"Você é muito... sexy... uma loira de verdade, eu não sabia disso." Ele explicou depois de olhar para meus pelos pubianos loiros.

"Você gosta de pelos pubianos?"

"Ah sim, muito. Completamente nua parece uma criança pequena. Mas eu não sou um pedófilo."

"Você está tão excitado com meus pelos pubianos?"

"Não só isso, todo o seu corpo é sexy."

Bati minha mão na protuberância, que ele reconheceu com um grito de dor.

"Então isso te dá o direito de ficar boquiaberta comigo e ficar com tesão, seu porco com tesão?"

Aumentei a pressão em seu pau duro.

"Não, claro que não", ele imediatamente admitiu timidamente.

"Ok," eu respondi depois de um momento de reflexão. "Acho que podemos fazer um pequeno acordo. Depois de me ver fazer isso comigo mesmo, é justo que eu veja você fazer como se masturbar, certo?"

"Você quer que eu me masturbe aqui na sua frente... uhhh... masturbe?" ele saiu incrédulo.

"Isso ou eu vou dizer a minha mãe que seu devasso se esgueirou em nossa casa para me vigiar secretamente. Então você será banido daqui!"

"Não, por favor, não," ele respondeu ansiosamente.

"Então é melhor você fazer o que eu digo," eu disse bruscamente.

Ainda com bastante relutância, ele seguiu minhas instruções. Suas mãos foram para o cinto e o desfez. Tirei minha mão da protuberância e esperei que ele tirasse as calças.

Quando vi a barraca em sua calcinha, não pude deixar de lamber meus lábios secos com a língua.

Porra, percebi que estava com tesão!

Meu orgasmo de agora pouco não contribuiu para o alívio, mas só me deixou ainda mais excitada. No meu local de estudo eu teria ido mais alguns cômodos em tal ocasião e teria dado uma boa foda com um dos meus amigos.

Apenas o amigo do meu irmão estava disponível para mim aqui!

Quando ele tirou a calcinha, seu pau duro disparou e balançou na minha direção. Seu pênis estava apontado perigosamente para o meu rosto.

Involuntariamente separei minhas coxas e acariciei meus pelos pubianos loiros com os dedos da minha mão esquerda. A mão direita brincava com meus seios.

"Eu vou te deixar com tesão se eu fizer isso?"

"Você me deixa excitado desde que te vi pela primeira vez há cinco anos", respondeu ele.

O que ele quis dizer com isso?

Merda, o amigo do meu irmão está com tesão comigo há tanto tempo?

Ele me encarou com os olhos arregalados. Seu olhar varreu entre meus seios e virilha enquanto sua mão direita se fechava em torno de seu pau, masturbando-o freneticamente.

Eu vi seus esforços desesperados para um clímax rápido para ficar longe de mim.

"Pare!"

Minha voz ecoou alto pela sala. O amigo do meu irmão olhou para mim em choque.

"Isso não vai dar! Você se move tão rápido que eu nem percebo!"

Obedientemente, Henri agora tentou se masturbar um pouco mais devagar. A bolota vermelha me fascinou. Sempre que ela emergia do prepúcio, a pequena fenda se abria. Veias grossas corriam pelo poste de amor sob a ponta de seu pênis. No escroto enrugado, as duas bolas saltavam para cima e para baixo a cada movimento.

Eu não podia mais assistir isso.

A umidade subiu na minha vagina e já estava pingando na cama.

Coloquei minha mão esquerda em sua mão direita e lentamente a puxei para longe de seu pau. Seu falo se contraiu em minha direção. Peguei seu escroto em minha mão e o massageei com ternura.

"Ohhh... ahhh! Naomi, o que você está fazendo?" ele gemeu, então parou de choramingar enquanto eu agarrei suas bolas um pouco mais forte.

"Eu vou fazer o que eu quero!" eu assobiei.

Então eu peguei a ponta inchada de seu pênis na minha boca. Eu suguei avidamente esse fruto proibido e saboreei o gosto salgado da torta. Tirei minha mão direita do meu colo e a envolvi em torno do eixo de seu parafuso.

Sua respiração ficou mais alta, mais agitada.

Observei suas reações de perto. A lista de caras que eu fodi era longa o suficiente para perceber que ele estava prestes a chegar. Agora surgiu a questão de como proceder.

Eu estava com tesão, isso era certo!

O único cara fodível ao redor estava parado na minha frente com as calças abaixadas e seu pau na minha boca.

eu iria me arrepender

Eu tive que ganhar tempo.

Então eu soltei sua vara, me inclinei para trás e abri minhas pernas.

"Agora devolva o favor e lamba minha buceta!"

Foi cruel deixá-lo passar fome tão perto de seu clímax, mas eu precisava de tempo para pensar.

Era o melhor amigo do meu irmão!

Um jovem de dezoito anos que eu conhecia há anos.

Melhor se eu terminasse isso agora.

Mas eu tive que reconhecer que Henri cuidou bem de mim até agora. Sua língua era ágil e rápida.

Maldito seja!

Ele poderia lamber muito bem!

Ele fodeu tão bem quanto lambeu?

Só havia uma maneira de descobrir!

"Mmmmm! Você está indo bem", elogiei o jovem.

Na verdade, ele levantou a cabeça e sorriu com amor e ternura para mim.

Ele estava apaixonado por mim?

Merda, eu realmente deveria parar por aqui ou eu quebraria seu coração também. Isso definitivamente seria ruim para o meu carma!

Mas ele já tinha empurrado sua língua de volta na minha fenda.

Droga! Eu também poderia limpar meu carma na minha próxima vida.

"Você quer me foder?"

O melhor amigo do meu irmão hesitou apenas brevemente.

"Sim, sim... uhh."

"Mas?"

"Você tem certeza que quer isso? Você nem me notou nos últimos anos e agora quer sexo comigo?"

"O problema com vocês homens é que vocês falam demais!"

Henri levantou-se lentamente.

Seu pau grosso e duro balançava para cima e para baixo na frente dele. Ele parecia delicioso! A glande apontava exatamente para minha vagina entreaberta por pura antecipação.

"Venha!"

Foi apenas uma palavra. Peguei meus lábios com as duas mãos e os separei.

"Ela está esperando por você! Venha me foder!"

Henri era apenas um homem, o que significa que seu sangue foi para o abdômen. Como resultado, havia um suprimento insuficiente em seu cérebro. Eu poderia ter pedido qualquer coisa a ele!

Em nenhum momento ele estava completamente despido. Ele era muito bem construído, magro, musculoso, um Adonis de dezoito anos.

Delicioso!

Ele se arrastou para a minha cama e deitou entre as minhas pernas. Peguei seu pau duro e o guiei para minha boceta de cabelos loiros. Com um único empurrão, ele enfiou seu pau na minha caverna de prazer.

Eu me inclinei para trás e fechei os olhos.

Então aconteceu algo que eu não esperava.

A maioria dos caras começou a me foder duro, me fodendo como um coelho apaixonado.

Não tanto Henrique!

O amigo de dezoito anos do meu irmão estava no controle.

Ele foi devagar, girando sua pélvis, empurrando seu pau em cada canto da minha vagina.

Paraíso! Foi tão bom!

"Mhmmmm..." eu rosnei, "... sim... tudo bem! Vá em frente!"

Sua mão esquerda agarrou meu seio direito, flexionando-o, brincando com ele, acariciando-o, girando o mamilo, sem sequer parar suas estocadas com tesão.

Um filho da puta multifuncional! Legal!

Nossos rostos se aproximaram e nossos lábios se tocaram. Abri a boca e soltei a língua. Ele chupou com avidez. O calor da luxúria inundou meu corpo.

"Henry! Henry! Eu não achei que você pudesse fazer isso!"

Beijando nós fodemos uns aos outros mais impetuosamente. Na minha opinião, ele deveria estar prestes a sair. Mas eu ainda não estava pronto!

Percebendo isso, ele passou os braços em volta de mim e nos rolou, então eu estava deitada em cima dele. Agradecido, aproveitei a oportunidade para montar em seu poderoso poste. Então eu dei a ele a chance de pegar meus seios, se revezar colocando-os na boca e acariciando-os.

Meu passeio tornou-se cada vez mais nítido, minha excitação aumentou cada vez mais.

Agora era eu que estava prestes a chegar ao clímax.

Eu sabia o que queria.

Então eu deitei em cima dele e nos voltei para a posição missionária. Henri viu o que eu queria.

Ele começou a me foder calma e profundamente, sempre se certificando de que seu pau tocasse minhas áreas sensíveis perto do clitóris.

"Mhmmm," eu rosnei novamente. "Foda-me mais forte!"

Conforme solicitado, ele aumentou o ritmo. Seu pau grosso atravessou minha boceta como um martelo a vapor. Eu não podia acreditar na resistência que ele tinha! Ele me fodeu profundamente e com força e minha luxúria aumentou na mesma velocidade.

Eu estava a apenas alguns momentos do meu clímax quando ele levantou a pélvis e mudou o ângulo em que ele me penetrou.

Eu respirei fundo quando seu pau atingiu meu ponto G.

"Ohhh... simaaa!"

Eu não era capaz de fazer mais, porque agora tudo o que se seguiu foi minha respiração ofegante. Meu desejo aumentou a cada impulso e levou apenas um curto período de tempo até que as ondas finalmente quebrassem sobre mim. Como um fanfarrão, ele martelou seu pau em mim e eu estava muito feliz em me entregar a ele.

Cheguei ao clímax, choramingando, até que ele de repente se sentou e fez sinal para que eu me virasse.

Eu ainda não estava no controle dos meus sentidos e atendi ao seu pedido desajeitadamente.

Assim que eu ofereci a ele meu traseiro, ele colocou seu pau na minha vagina e empurrou o mais fundo possível. Ele me fodeu por trás. Eu me senti como uma cadela no cio. Essa posição permitiu que seu pênis maravilhoso penetrasse em áreas do meu corpo que nunca haviam sido tocadas por um homem antes.

Já não posso dizer quanto tempo ele me usou. Eu perdi esses segundos porque eu ainda estava curtindo meu orgasmo desaparecendo.

De repente, ele começou a se contorcer e bombeou seu esperma em minha boceta. O calor agradável de seu suco de amor se espalhou no meu estômago. Depois de mais alguns empurrões, tudo acabou para ele. Ele rolou para o lado e me puxou com ele até que estávamos deitados um ao lado do outro na posição de conchinha.

Nossa respiração era difícil

De repente, ouvi barulhos no corredor!

Meu irmão mais novo Lukas estava na porta e sorriu para nós.

"Tudo correu muito bem, Henri. A propósito, você parecia quente quando estava transando."

"O que?" Eu perguntei completamente confuso. Eu fiquei sem palavras.

"As probabilidades de apostas eram tão altas que ele não podia recusar. Por dois anos, as apostas foram sobre quando Henri poderá foder você. Tirei fotos incríveis com meu iPhone como prova. Você não percebeu quanto tempo eu estive observando você."

"Não... não pode... não..." gaguejei.

"Apresse-se Henri. Devemos cuidar dos ganhos das apostas."

Henri levantou-se e vestiu-se.

Antes de sair do meu quarto, ele me beijou suavemente na bochecha novamente.

"Você é fofa, Naomi. Eu teria fodido você sem uma aposta."

Então percebi que não tinha esquecido de fechar a porta da frente. Os dois meninos já estavam esperando por mim.

Tinha sido um jogo preparado para ganhar uma aposta!

3

Desfiladeiros Arborizados na SUÍÇA!

Todo ano, quando está ficando mais quente novamente, fico ansioso pelo acampamento de verão na Suíça. Os últimos anos sempre foram semanas muito agradáveis. A primeira vez que eu ainda era adolescente, foi aqui que tive minhas primeiras experiências sexuais e ainda me sinto muito confortável aqui ao ar livre.

Mas a maré virou!

Agora tenho permissão para ficar com os adolescentes durante o dia e garantir que eles não façam o que eu fazia naquela época. Ainda conheço todos, esses truques e esconderijos secretos. Meu grupo-alvo também é diferente agora: os cuidadores.

Impressiona tremendamente as mulheres quando você pode lidar com crianças. Isso é metade da batalha para uma rapidinha.

Se você também parecer charmoso e em forma, nada pode dar errado.

Eu estava mais interessado em Lisa!

Ela é a irmã mais nova do meu melhor amigo Tobias. Como todos os anos, ela organizou esta viagem para a igreja local. Como crescemos quase como irmãos devido à minha amizade com Tobias, eu conhecia seu desenvolvimento físico. Ela passou de uma garota simples e sem peito para uma jovem muito erótica e bonita.

Quando cheguei ao ponto de encontro, Lisa já estava lá. Ela sempre foi muito conscienciosa sobre a organização.

De uma distância segura, eu a olhei enquanto ela estava lá no ônibus com sua lista de participantes. Seu doce rosto angelical e especialmente seus seios pequenos, mas proeminentes, que eram visíveis sob a camisa, imediatamente me enfeitiçaram. Era um seio bem pequeno, mas combinava com ela e mostrava sua melhor vantagem por seu corpo delicado. Ela havia amarrado seus longos cabelos loiros em um rabo de cavalo. Ela tem uma figura fantástica, com pernas longas e uma bunda empinada.

Resumindo: ela era uma deusa!

Com o passar do tempo, mais e mais pessoas foram chegando, principalmente os pequenos incômodos e seus pais. Olhei em volta e reconheci a maioria dos conselheiros dos anos anteriores. Todas eram moças bonitas, exceto Denise. Ela sempre se vestia de preto, estilo gótico! Eu nunca estive com disposição para tais mulheres.

Este ano Tobias, meu melhor amigo e irmão mais velho de Lisa, estava lá novamente. Nos últimos dois anos ele teve uma namorada fixa e preferiu passar as férias com ela. Por três meses ele estava solteiro novamente.

Natalie chegou como uma das últimas supervisoras. Ela era nova este ano e parecia um pouco chata no começo.

No ônibus, imediatamente escolhi o assento ao lado de Lisa. Estávamos prontos para ir e quando o ônibus começou, ela contou duas vezes que todos estavam lá. Então ela distribuiu os passes do acampamento.

Então ela se sentou ao meu lado e respirou fundo algumas vezes.

Nos olhamos brevemente e sorrimos. Como nos conhecíamos há anos, havia uma intimidade confortável entre nós.

Infelizmente, eu não a via há algumas semanas porque ela está estudando ciências atmosféricas na Universidade de Innsbruck. Até hoje ainda não entendi do que se trata, mas não queria perguntar a ela novamente.

"Como estão seus estudos? Há alguma novidade?" Eu perguntei.

Lisa me disse, radiante de alegria.

"Tenho namorado há dois meses."

De repente, meu bom humor se foi, tive que engolir e gaguejei levemente.

"Ótimo... uhhh... estou feliz, parabéns."

Durante anos eu tive esperanças de que ela se apaixonaria por mim. Vi nela a mãe dos meus filhos, a mulher da minha vida. Mas ela tinha um namorado em Innsbruck.

Estúpidos austríacos!

Então, na primeira parada, procurei os outros supervisores.

Eu precisava de uma mulher para tirar minha mente das coisas.

Além disso, eu estava com tesão e queria foder.

Estúpidos austríacos! Eles tinham tirado todas as minhas esperanças de Lisa.

Bem, então apenas outro supervisor.

Mas merda, ninguém era como Lisa.

Fui até Tobias que tinha pensamentos semelhantes. Ele também não parecia gostar de nenhum supervisor.

O feriado começou tudo, menos ótimo.

O acampamento ficava no meio de um vale solitário nas montanhas suíças. Até agora, a localização tem sido uma grande vantagem porque os supervisores não podiam sair à noite para conhecer outros meninos. Eles tinham que se contentar conosco. Mas agora parecia estar se tornando uma desvantagem para mim.

Depois de atravessar o túnel Pfänder, chegamos à Suíça. Na autoestrada, eram duas horas de carro em direção a St.

Gallen. Então chegamos ao nosso destino, o pequeno Walensee no leste da Suíça. O acampamento ficava na costa norte, perto da pequena cidade de Quinten. O lago fica a 419 m acima do nível do mar. M. e tem uma superfície de 24 km^2. No verão era ideal para nadar e remar.

Cheiramos o ar fresco da montanha. Era sempre fascinante como o oxigênio era puro e revigorante. Completamente diferente do que eu estava acostumado em Munique.

As tendas de 10 homens que foram montadas provavelmente eram sobras dos velhos tempos do exército suíço. Ah? A Suíça ainda tinha um exército? Nenhuma idéia! O principal foi que o queijo e o chocolate estavam deliciosos.

Em seguida, nossos protegidos foram distribuídos para os locais de dormir. Havia uma barraca para cada cuidador.

Enquanto os cuidadores estavam lotados, éramos apenas cinco cuidadores do sexo masculino. Oferecemos generosamente que mais uma ou duas meninas poderiam ficar conosco, mas infelizmente elas recusaram essa oferta.

Os primeiros dias foram estressantes, simplesmente exaustivos!

Você tinha que observar constantemente o que os diabinhos estavam fazendo.

Infelizmente, nada correu bem com as meninas também.

Eu tive que perceber que quase todos eles estavam firmemente designados.

Onde estavam as muitas mulheres solteiras que sempre foram noticiadas na mídia? Pelo menos não aqui na Suíça!

Fiz mais dois avanços em direção a Lisa, mas ela me bloqueou. Na segunda tentativa, ela me avisou que eu deveria aceitar o fato, caso contrário ela veria nossa amizade em risco.

Uma noite, sentei-me ao redor da fogueira com Tobias, e as coisas também não pareciam melhores para ele. Conversamos sobre a grande viagem de um dia no dia seguinte, que só precisa de cerca de metade dos cuidadores.

Tivemos o dia de folga, por assim dizer, e imaginamos o que poderíamos fazer coisas boas. Então optamos por um passeio masculino no sentido clássico: esportes e cerveja. Nós primeiro nos envolvíamos em atividade física remando ao longo do lago e depois bebemos nossa dor por mulheres desaparecidas. Era um bom plano B.

Assim que a viagem começou, você podia sentir a calma descendo sobre o acampamento. Tobias e eu acertamos outro tiro na orelha.

Começamos nosso passeio no sol mais bonito do meio-dia. Armados com um barco e remos, fomos para a margem do Lago Walen.

De uma distância segura, vimos Natalie tomando sol no cais. Nós a observamos de uma distância segura. Ela não parecia necessariamente feia, era mais chata. Isso também foi sublinhado por suas roupas pouco lisonjeiras: ela estava vestindo uma camiseta cinza larga e shorts vermelhos na altura do joelho. Você não podia nem ver uma sugestão de seios nela. Talvez ela tivesse um pouco de gordura demais nas costelas? Ela parecia antidesportiva e mais como uma dona de casa com dois filhos.

Olhei para Tobias e concordamos sem palavras que ela provavelmente era a última chance para este acampamento.

"Mas não tenho certeza, acho que ela também tem namorado."

Agradeço por este incentivo.

Aproximamo-nos do cais e Natalie nos reconheceu.

"Olá, parece que vocês querem ir remar."

Olhei brevemente para Tobias. Como se deve responder a uma afirmação tão inteligente? Ela achou que iríamos esquiar de barco e remos?

Eu rebati sucintamente.

"Olá Natalie, vamos apenas passear com os remos. Os pequeninos também precisam de um pouco de exercício."

Ela me olhou um pouco confusa. Droga! Já que eu provavelmente tinha perdido minha última chance de fazer sexo.

Tobias foi um pouco mais aberto e amigável.

"Você quer vir junto?"

"Se está tudo bem com você?"

"Claro! Entre, senão eu não teria pedido."

Depois que estávamos no barco, Natalie também subiu a bordo. O passeio de remo já começou.

"Você tem um objetivo específico?" ela perguntou.

“Sim, sempre quis remar até Chive Island. Eu nunca consegui isso em anos."

"Ilha Cebolinha?" ela perguntou como se eu a tivesse fodido.

"É realmente chamado assim", disse Tobias, que provavelmente causou uma impressão mais confiável em Natalie.

"É uma pequena ilha no meio do lago", expliquei.

"Soa bem."

Natalie sentou na minha frente e eu a olhei novamente.

Eu ainda tinha algumas dúvidas. Mas a esperança de sexo era mais forte. O passeio foi de outra forma bastante tranquilo. Chegamos à pequena ilha das cebolinhas, levamos o barco para fora da margem, tiramos os cobertores e nos acomodamos.

Conversamos, fizemos perguntas e tentamos afrouxá-la um pouco. Mas ela respondeu bastante taciturnamente e reservadamente. Então mudamos de assunto e conversamos sobre os jovens do acampamento e o que os pequenos incômodos haviam feito. Sentimos que esse tópico a deixou um pouco mais falante.

Pouco depois fiz um sinal com os olhos para Tobias que queria tomar banho. Nós dois nos levantamos quase ao mesmo tempo.

"Chega de conversa, vamos nadar."

Natalie pareceu um pouco assustada.

"Eu não tenho um maiô comigo!"

"Isso é uma coisa boa, porque nem nós."

Seu olhar ainda parecia incerto. Tentei convencê-la.

"Ei, somos todos adultos. Prometo não desviar o olhar de você."

Eu me despi completamente nua e rapidamente pulei na água. Tobias me seguiu e gritou para Natalie: "Vamos, é lindo."

"Ok, se você precisar."

Nós a olhamos alegremente enquanto ela se agitava. Ela se despiu, cobrindo os seios e a virilha com as mãos enquanto corria rapidamente para a água. Infelizmente não pudemos ver muito de seu corpo.

Ela estava apenas inibida?

Seu corpo era embaraçoso para ela?

Certamente, ela não poderia se comparar a Lisa. Mas nós a sentimos olhando para nós. Ela tinha namorado? Espero que não.

Lutamos na água e tentamos envolvê-los. Então, muitas vezes pulávamos para fora da água, também a tocávamos. Ela brincou junto.

Depois que nos cansamos da água fria, saímos novamente. Natalie parecia um pouco mais relaxada. Por sorte eu trouxe uma toalha extra para poder oferecer a ela. Tentamos estudá-la enquanto ela se enxugava. Ela então se enrolou na toalha.

"Estou com sede. Toby, nos dê algo da sua mochila." Eu gritei e pisquei para Tobias. Ele tirou um pacote de seis latas de cerveja da mochila e ofereceu uma para Natalie também.

"Eu não acho que a pequena pode lidar com algo assim," eu rebati e parecia ter tocado seu nervo sensível.

Ela desafiou. "Bah! Dê-me o papel!"

Nós brindamos juntos. Natalie tentou abrir a lata de uma forma totalmente legal e tomou um gole bem fundo na hora. Suas expressões faciais falavam muito, ela provavelmente não gostava de cerveja. Ela literalmente sufocou. Mas ela queria parecer casual e tomou outro gole. Quando a lata estava meio vazia, ela já estava um pouco embriagada.

Ela ficou engraçada e riu ao redor. Eu olho para Tobias, nós acenamos um para o outro.

Eu desafiei Natália.

"Aposto que você não consegue engolir o resto da lata de uma só vez!"

"Ha, isso vai... vamos ver."

Ela começou. Na verdade, ela esvaziou a cerveja. Agora ela estava enrolando e balançando um pouco. Dei a Tobias um sinal com os olhos para que ele guardasse a cerveja.

"Veja, eu não sou... uhh... pequeno."

"Não. Você está bem crescido," Tobias respondeu.

Novamente fizemos contato visual e tentamos gesticular os próximos passos. Então eu deixei meus olhos vagarem para seus seios. Fingi perder o equilíbrio e puxei a toalha dela, que caiu no chão. Ela se abaixou para pegar a toalha enquanto olhávamos bem direto para seus seios nus.

"Não olhem, seus porcos. Vocês nunca viram uma mulher nua?"

"Sim, claro que temos. Mas agora é só você. E podemos dar uma olhada, certo?" Tobias respondeu.

Natalie pegou a toalha novamente e quis usá-la para cobrir os seios.

"Vocês são lascivos, sim. Então! Chega de olhar."

Eu puxei sua toalha novamente.

"Ah, vamos lá. Vamos ver!"

"Não..."

Agora eu pisquei para Tobias e planejei outro ataque. Nós gentilmente puxamos a toalha e as mãos dela. No começo ainda sentimos alguma resistência, mas depois que as partes mais importantes do corpo ficaram livres, ela não resistiu mais.

Ela gaguejou um pouco mais.

Eu não tinha mais certeza sobre a situação dela naquele momento. Ela não parecia tão insegura quanto no início, já dava para sentir o orgulho dela. O orgulho de uma vez sair na praia com dois caras bonitos que estavam interessados nela. Em minha mente, apliquei a regra número um ao lidar com perguntas: Elogie! Então eu tentei apreciar o corpo dela.

"Os dois seios são muito bonitos!"

Eu pisquei para Tobias novamente. Quase simultaneamente começamos a esfregar seus seios. Ao mesmo tempo, ela perdeu toda a timidez e provavelmente se deixou cair pelos efeitos do álcool.

Sentimos como a luxúria e o desejo surgiram lentamente nela.

Ela protestou apenas ligeiramente.

"Ei, o que você está fazendo?"

"Nada que você não goste," eu retruquei, tomando seu seio em minha boca. Eu deixei minha língua dançar sobre seu mamilo rígido.

"Ooooooh! Oooh! O que você está fazendo comigo?"

Eu a senti ficando muito excitada e a empurrei para o chão. Tobias passou a mão pelas coxas. Depois de um momento, ela voluntariamente abriu as pernas. Tobias atingiu seu objetivo. Ele tocou em seu triângulo púbico e sentiu sua umidade.

Lentamente, ele empurrou um dedo em sua coluna.

Natália gemeu. Tobias me mostrou através de seus dedos molhados como ela já estava molhada e excitada.

"Tudo bem, lamba!" Eu o ordenei.

Tobias se ajoelhou diante da vergonha dela. Natalie abriu ainda mais as coxas para acomodar a cabeça dele. Assim que ele colocou a língua, ela gemeu alto. Por sorte, não havia ninguém por perto que pudesse ouvi-lo. Aparentemente o toque já era demais para ela. Ela se encolheu um pouco.

Eu cuidei de seus seios, chupei e lambi seus mamilos.

"Você gosta disso, Natália?"

"Yeah, yeah!"

"Você foi lambido muitas vezes?"

"Nããão, primeira vez"

"Você ainda é virgem?"

"Não, eu já..."

Ela estava tão excitada e bêbada. Nós poderíamos ter perguntado a ela sobre qualquer coisa. Mas preferi revelar nossos planos.

"Tudo bem, porque depois nós vamos foder vocês dois, ok?"

"Simssssssssssssssssssssssssssssss sssssssssssssssssssssssssssssssssssss ssssssssssss

Tobias fez um bom trabalho. Ele tinha uma língua muito rápida. Dediquei-me a seus seios.

De repente, senti um tremor se espalhar por seu corpo.

"Sim, sim, bom, continue, sim, eu cooooom!"

Então ele realmente tremeu. Ela gritou seu orgasmo em voz alta.

"Oh, isso foi bom, tão bom," ela gemeu depois que ela se acalmou um pouco.

Enquanto isso, nossos paus estavam muito duros. Por segurança, abrimos outra lata de cerveja e oferecemos a ela. Ela bebeu com avidez. Então pegamos a lata da mão dela e a achatamos no cobertor. Tobias rastejou entre suas pernas, abriu suas coxas e empurrou seu pênis duro em sua coluna sem grandes palavras.

"Oh, é bom e apertado!" ele ofegou.

A antecipação fervia dentro de mim, mas eu ainda tinha que esperar. Natalie reconheceu quase cada impulso com um gemido.

"Sim, sim, sim, mais fundo", ela exigiu.

"Você gosta do meu pau?" ele perguntou.

"Sim, isso é bom, empurre-o bem e profundamente!"

"Eu estou fodendo você bem?"

"Sim, você é ótimo."

“Bem, você é bom para foder também. É assim que deve ser."

"Então me faça bem. Sim, exatamente."

Às vezes, Tobias falava demais durante o sexo. Mas eu não queria reclamar, ela jogou junto, isso é o principal.

Ao me ajoelhar ao lado dos dois, acidentalmente descobri uma câmera de vídeo que havia caído da mochila de Toby. Liguei e filmei os dois fazendo sexo. Quem sabe o que você pode fazer com ele mais tarde. Como um lembrete. Ou mudar de ideia no próximo acampamento, se só forem levadas mulheres para lá de novo. Tobias tinha um bom controle sobre ela, ele bateu nela como um coelho.

Em seguida, os dois se beijaram brevemente. Toby ficou ainda mais rápido, transando com ela mais duas ou três vezes, então gozou. Assim que ele bombeou seu esperma em sua vagina, ele pulou e pegou a câmera de mim. Ele agora filmou Natalie de perto, deitada no cobertor com as coxas abertas. Ouvi o zoom da câmera.

Agora ele a entrevistou.

"Você acabou de ser lambido e fodido?"

"Sim eu estou"

"Você gostou?"

"Sim, foi super incrível."

"Você está traindo seu namorado agora, não é?"

"Sim, eu quero. Mas tão excitado quanto você acabou de me foder, ele logo será meu ex-namorado."

"Você é uma cadela muito quente."

"Obrigado, faça o que puder."

"Você quer que Ben te foda agora?"

"Sim por favor."

"Então diga."

"Por favor, Ben, foda-me."

Você podia sentir o nível de álcool dela. Porque essas coisas raramente são ditas com sobriedade. Mas, no mais tardar, esta pequena entrevista trouxe clareza.

Ela tinha um namorado, mas aparentemente não era um relacionamento feliz. De qualquer forma, me pediram para transar com ela, então não quis recusar seu pedido cavalheiresco.

Olhei para seu triângulo castanho claro de pelos pubianos, ajoelhei-me entre suas coxas abertas e esfreguei minha glande em sua fenda.

Eu lentamente empurrei meu pênis em sua caverna de prazer.

Tobias não havia exagerado, a vagina dela era realmente muito apertada. Parecia que eu a estava deflorando. Natalie inalou e exalou freneticamente. Ela parecia doer um pouco quando eu a penetrei com meu pênis. Tobias não está mal equipado, mas o meu é um pouco maior. Lentamente deslizei ainda mais em seu desfiladeiro, puxei-o novamente e me empurrei mais fundo novamente.

"Eu estou machucando você?"

"Não, foda-me."

Não me permiti ouvir um pedido desses duas vezes. Tobias tentou alguns close-ups com a câmera e realizou outra entrevista.

"Ele te fode bem?"

"Sim!"

"Ele tem uma cauda mais longa do que o seu ex-namorado?"

"E wiiii!"

"Como é para você, Ben?"

"Ótimo, uma cadela com muito tesão. Nós vamos nos divertir muito com isso."

Por sorte, Tobias se limitou às poucas perguntas desta vez. Mais teria sido irritante.

Eu deslizei dentro e fora dela mais rápido agora, empurrando cada vez mais fundo. Provavelmente também estou tocando áreas nela que nunca haviam sido tocadas antes. Eu podia sentir sua pélvis pressionando contra mim com cada impulso. O suor já escorria pela nossa pele nua. Então se contraiu violentamente em sua boceta.

Ela gritou tão alto que machucou meu canal auditivo.

Mas as convulsões também me ajudaram no clímax. Nós engasgamos e gememos, olhamos nos olhos um do outro, então nos beijamos profundamente e profundamente. Com uma enorme explosão, bombeei meu esperma em seu útero. Senti seus músculos vaginais vibrarem violentamente com meus jatos de sêmen. Foi ótimo. Natalie era um brinquedo super foda!

Então eu rolei fora de seu corpo esbelto. Levamos alguns minutos para recuperar a consciência enquanto Tobias tirava mais alguns closes dela.

Natalie ainda estava totalmente animada. "Uau, isso foi algo."

"Isso foi ótimo. Você é sempre tão bom assim ou somos só nós?" Eu perguntei a ela.

"Para você. Só vocês dois!"

Bebemos outra rodada de cervejas e assim mantivemos o nível alto.

"Que tal uma pequena sobremesa?" perguntou Tobias.

"O que você tem para oferecer?"

"Você pode colocar meu pau na sua boca."

"Ok, parece delicioso."

Peguei a câmera e filmei os dois. Natalie parecia um pouco hesitante. Ela pegou seu pênis e começou a lambê-lo com a língua. Você podia literalmente ver que ela não tinha feito isso com tanta frequência antes.

Mas Tobias a motivou com mais elogios.

"Uau, isso é muito bom. Já tive boquetes piores."

Eu a vi se esforçando para fazer o bem. Sexualmente ela ainda estava bem verde atrás das orelhas. Você provavelmente poderia fazer dela uma verdadeira vadia.

"Ah, continue assim. Ótimo. Ah sim. Leve isso para dentro", ele pediu para ela continuar. E ela fez isso também. Agora Tobias assumiu a liderança. Ele segurou sua cabeça e determinou o ritmo.

"Sim, sim, oh, isso é bom. Estou prestes a gozar na boca da cadela!"

Suas pernas começaram a tremer, ele gemeu incontrolavelmente e bateu seu membro em sua boca quente. Seu falo pulsava, os primeiros respingos aterrissaram bem em sua garganta. Depois que ela engoliu tudo, ele a soltou, Natalie desmaiou, respirando pesadamente. Ela limpou a boca. De qualquer forma, ela parecia gostar.

"Você realmente não é ruim como um jogador de vento!"

"Ufa, então é assim que as bolhas funcionam. Não é tão ruim assim."

Entreguei a câmera para Tobias e fiquei na frente dela com meu pau.

"Se você gosta tanto assim, então vá em frente."

"E quanto a mim?" ela perguntou com expectativa. "Eu quero ter esses sentimentos de tesão novamente."

"Ok, então a Rota 69!"

Deitei de costas e a empurrei sobre mim. Então eu senti sua língua na minha glande. Ao mesmo tempo, comecei a mordiscar seus pelos pubianos com os lábios.

Ela finalmente conseguiu levar minha glande completamente em sua boca. Ela lambeu a língua enquanto esfregava os dentes na minha pele sensível.

Foi ótimo.

Nesse meio tempo eu tinha encontrado meu caminho através de seu cabelo íntimo e enfiei minha língua em sua coluna. Eu a empurrei o mais fundo que pude. Por que eu não tinha uma língua de pé? Eu seria o deus da lambida!

Infelizmente, eu era apenas um homem mortal, mas além da minha língua eu tinha um dedo! Ocorreu-me uma tarefa.

Havia uma entrada intocada logo acima do meu nariz.

Excitante!

Eu brevemente empurrei meu dedo indicador em sua vagina para umedecê-la o suficiente. Então eu massageei sobre seu ânus enrugado. Seu esfíncter se contraiu e se contraiu ao meu toque. Legal!

Enquanto meus lábios buscavam seu clitóris, meu dedo indicador massageava seu ânus. Eu empurrei, mas não consegui entrar quando ela apertou a bunda.

Então meus lábios encontraram seu clitóris. Chupei sua pérola de prazer sobre minha língua e gentilmente a mordisquei. Ela parecia gostar disso!

Ela cuspiu meu pênis e gritou alto. Nesse momento ela relaxou o esfíncter.

Tirei vantagem disso imediatamente e deslizei meu dedo em seu estômago.

De repente, seus gritos pararam.

Ela não parecia gostar do fato de que meu dedo indicador estava examinando suas paredes intestinais. Eu mordi seu clitóris rapidamente, parecendo distraí-la do meu dedo quando ela começou a gritar novamente.

Ou eu mordi muito forte?

Independentemente disso, eu chupei e mordisquei até que ela se acalmou.

Tobias veio na frente de seu rosto com a câmera.

"Como o que Ben está fazendo?"

"Ele enfiou um dedo na minha bunda!"

"Sim, eu sei, eu filmei. Você gosta disso?"

"Não, diga a ele para enfiar esse dedo na própria bunda."

"Ele não me ouve."

"O que posso fazer para fazê-lo parar com isso?"

"Você deveria continuar chupando o pau dele, uma vez que ele tenha um orgasmo seu corpo perde o interesse."

"Boa ideia."

Ela imediatamente colocou a boca sobre meu pênis novamente.

Eu tinha encontrado a chave secreta para o sexo oral perfeito!

Quanto mais forte e profundo eu empurrava meu dedo em seu estômago, mais luxuriosamente ela chupava meu pau.

Eu podia controlar a batida, ritmo e velocidade de sua atividade de sopro com meu dedo em seu ânus.

Era este o interruptor que eu sempre quis em uma mulher?

Estava escondido nas paredes internas de seus intestinos?

Eu receberia o Prêmio Nobel por essa descoberta inovadora?

De qualquer forma, eu fodi seu ânus cada vez mais rápido.

Ao mesmo tempo, senti meu esperma deixando meus testículos e procurando o caminho para a liberdade.

Então tudo em mim explodiu.

Cheguei a um clímax sensacional e bombeei meu esperma em sua garganta.

Ela engoliu e engoliu, mas não conseguiu engolir tudo. Eu podia ver fios de esperma pendurados nos cantos de sua boca.

Depois que eu tive meu orgasmo, seu corpo se tornou realmente desinteressante. Eu puxei meu dedo para fora de sua bunda e dei-lhe um tapa forte em suas nádegas e a empurrei para o lado.

Então ficamos deitados no cobertor por um longo tempo, completamente exaustos.

Pulamos nus no lago novamente e nos refrescamos.

Natalie parecia radiante.

Depois de um tempo, a fome nos levou de volta ao acampamento.

Nos dias seguintes, muitas vezes aproveitamos a oportunidade para foder com Natalie. Ela se tornou gananciosa e insaciável.

Ao luar era realmente romântico. E quando surgiu a oportunidade, também passeamos pela mata durante o dia. Ela geralmente se ajoelhava de alguma forma e nós a fodemos por trás.

Quando voltamos para Munique, seguimos caminhos separados.

Pouco depois, Lisa, irmã de Tobias, me ligou. Ela me disse que terminou com o namorado e queria me conhecer.

Lisa! Minha deusa! Meu amor.

Quem era Natalie novamente?

4

A JANELA DA FELICIDADE!

Ok, isso pode soar estranho, mas aos vinte e dois eu ainda moro no sótão da casa dos meus pais.

Todos os meus amigos nessa idade já tinham seu próprio apartamento ou uma namorada fixa.

Esse foi o meu segundo problema.

Eu não tinha namorada!

Estou solteiro há cinco anos. Eu também não tive casos ou aventuras sexuais de curto prazo. O único erotismo da minha vida me foi dado pela minha mão direita.

Não era minha aparência. Eu era um cara bonito, com cabelos castanhos escuros, olhos verdes e um corpo esbelto e atlético.

Foi Chloé!

Ela é a irmã mais nova do meu melhor amigo Tim e mora na casa ao lado. Eu me apaixonei por Chloé há cinco anos. Desde aquela época, não consegui me aproximar, falar ou matar qualquer outra mulher. Eu só pensava em Chloé; manhã, dia e noite. Nos meus sonhos e na realidade.

Eu podia ver diretamente em seu quarto da minha clarabóia. Então fiquei na frente da janela de manhã, dia e noite, esperando ter um vislumbre do amor da minha vida. Enquanto Chloé morasse do outro lado da rua, eu nunca sairia da casa dos meus pais, mesmo que tivesse oitenta anos.

Como resultado, não encontrava tempo para continuar meus estudos ou sair com os amigos. A janela não permitia, não podia deixar a vidraça sozinha.

Meus pais e amigos agora tinham sérias dúvidas sobre minha saúde mental. Talvez eles estivessem certos. O amor não era uma forma de insanidade?

Às vezes, Chloé até me via de pé na janela e acenava para mim.

Nesse momento meu coração parou.

Quando estava escuro, eu podia observar a irmã do meu amigo em seu quarto sem ser notado. Ela tinha uma constituição esbelta e atlética e longos cabelos loiros, a maioria dos quais ela usava em um rabo de cavalo.

Uma noite eu não consegui entrar no meu quarto até um pouco depois das 23h. Eu estava assistindo futebol com meu pai na sala. Foi o jogo da Liga dos Campeões entre Bayern e Arsenal. Infelizmente, só consegui assistir Sky na casa dos meus pais. O meu estado de espírito não era dos melhores porque o Bayern também perdeu por 2-0. Essa era minha única paixão além da Chloé, aliás; Bayern de Munique.

Só por isso, alguns atestariam minha insanidade.

Mas de qualquer forma, eu vim para o meu quarto depois do jogo. Meu primeiro caminho foi, claro, para a janela. Percebi que a luz ainda estava acesa no quarto de Chloé.

Ela estava completamente nua em sua cama!

Não havia dúvida do que ela estava fazendo!

Ela se masturbou!

A visão me tirou o fôlego. Eu parei no meio do caminho e vi quando ela estava prestes a se foder com dois dedos da mão direita. Com o dedo indicador e o polegar da mão esquerda, ela amassou, apertou e puxou o mamilo duro do seio direito.

Imediatamente senti um formigamento entre minhas pernas. Uma mistura de amor e luxúria surgiu em meu corpo. Meu pênis ficou duro!

Enquanto a observava, massageava meu pau no mesmo ritmo que ela se penetrava com os dedos.

Éramos um, no amor, no espírito, na alma e na velocidade da masturbação. Pelo menos eu esperava que sim.

De repente, ela virou a cabeça e olhou diretamente para mim!

Ela me olhou nos olhos sem parar de se mexer.

ela poderia me ver

Eu estava parado no escuro.

Mas eu podia sentir seu olhar entrando no meu cérebro através dos meus olhos e encontrando o caminho para o meu coração.

Involuntariamente, dei um passo para trás. Mas já era tarde demais, porque Chloé levantou brevemente a mão e acenou para mim.

Agora eu vi. Deixei a luz da escada acesa para que ela pudesse ver minha construção na janela.

Eu levantei minha mão com vergonha e acenei de volta. Então eu saí da janela e rapidamente fechei as cortinas.

Porra, ela tinha realmente me pegando armando!

Claro que foi incrivelmente embaraçoso! Mas por outro lado a culpa era dela, afinal ela poderia ter puxado as cortinas!

Para me acalmar, fui até a cozinha, me servi de uma cerveja de trigo e tomei um longo gole.

A visão de você me deixou totalmente excitado!

Ela ainda estava se masturbando?

Ela provavelmente já tinha fechado as cortinas.

Mas eu estava curioso.

Voltei para o meu quarto no sótão, apaguei a luz, passei por trás da cortina e a empurrei um pouco para o lado.

Para minha surpresa, Chloé ainda não tinha fechado as cortinas e ainda estava deitada na cama, se masturbando.

Ela não parecia muito incomodada que eu pudesse vê-la se masturbar. Então ela provavelmente não era uma puritana.

Enquanto isso, ela massageava seu clitóris com movimentos rápidos para frente e para trás.

Assim que eu estava abaixando minhas calças, embalando meu pau duro, ela de repente se levantou, ficou de joelhos, pegou um grande travesseiro na beirada da cama e o enfiou entre as pernas.

Então ela realmente fez isso!

Ela começou a esfregar a vagina contra o travesseiro com amplos movimentos para frente e para trás de seus quadris.

Ela fodeu o travesseiro!

"Oh meu Deus!" Eu gemi.

Outro toque teria sido suficiente e meu esperma teria batido contra o vidro da janela.

Observando o passeio selvagem de Chloé em seu travesseiro, eu rapidamente tirei minhas calças e empurrei meu pau.

Um pouco mais tarde meu corpo tremeu e eu bombeei minha semente no chão de parquet. Eu gozei com muita força e mal conseguia ficar de pé, meus joelhos tremiam. Quando meu orgasmo diminuiu lentamente, cambaleei até o banheiro. Quando cheguei lá, primeiro bebi água fria, lavei minhas mãos e meu rosto quente. Depois de um banho, corri de volta para a minha janela.

Mas Chloé havia fechado as venezianas, então não havia nada mais interessante para ver. Ela provavelmente tinha atingido seu clímax há muito tempo também.

Na noite seguinte, fui rapidamente ao supermercado. Eu tinha acabado de pagar e estava empurrando meu carrinho de compras para fora da loja quando de repente Chloé veio em minha direção.

Eu esperava que ela reclamasse do meu armar ontem, mas ela caminhou em minha direção com um sorriso amigável.

"Olá, Harry," ela falou com sua voz maravilhosa. "Como você está?"

"Uhh... olá Chloé, obrigado... uhh eu estou bem e sobre ontem, eu sinto muito! Eu não queria te ver... uhhh, eu estava prestes a fechar as cortinas e.. - gaguejei envergonhada.

"... e então você simplesmente não conseguia desviar o olhar, certo?" ela sorriu provocantemente para mim, o que me deixou ainda mais desanimada.

"Ah, não, não! Eu então... eu queria...", gaguejei um pouco em pânico.

"Tudo bem! Você não precisa se desculpar! Eu poderia ter puxado as cortinas! Mas não me importo que você tenha me observado. Na verdade, isso realmente me excitou um pouco, para ser honesto! Se você sabe o que eu quer dizer", explicou ela.

"Uhh... não... não realmente."

"Eu gosto quando você me observa da sua clarabóia. Isso me excita, acho que sou um pouco exibicionista!"

Ela sorriu para mim.

"Ah, tudo bem, se for esse o caso, então estou aliviado. Achei que tinha incomodado você."

"Não, muito pelo contrário! Achei legal!"

Ela sorriu descaradamente na minha cara.

"Infelizmente, eu tenho que ir agora! Vejo você em breve", gaguejei.

"Sim, espero vê-lo em breve", disse Chloé em uma despedida amigável.

Quando cheguei em casa, tive que organizar meus pensamentos.

Chloe uma exibicionista?

Você não se importou que eu estava secretamente observando você?

Quanto mais tarde ficava, mais tempo eu ficava na minha janela esperando por ela. Mas tudo ainda estava escuro.

Assim como eu estava lentamente perdendo a esperança, de repente notei uma luz em seu quarto.

Desliguei rapidamente a TV e a luz. Eu me escondi atrás da cortina e o encarei fascinado.

Não havia nada para ser visto por alguns minutos agonizantes, mas então ela de repente entrou na sala. Ela havia enrolado uma grande toalha de banho em volta do corpo e estava secando o cabelo molhado. Aparentemente ela tinha acabado de tomar banho.

Para minha alegria, não demorou muito para que ela abrisse a toalha de banho e a pendurasse nas costas de uma cadeira. Agora ela estava nua em seu quarto, ainda secando seus longos cabelos loiros.

Seu corpo bonito e esbelto estava bronzeado e em boa forma. Ela tinha lindos seios alegres com mamilos grandes. Sua bunda apertada era fácil de morder. Suas partes íntimas estavam cobertas por um triângulo de pelos pubianos loiros.

Em sábia previsão, eu só tinha colocado uma camisa folgada. Meu pênis pendia livremente entre minhas pernas.

Desde então, Chloé passou a aplicar loção em seus braços e pernas. Então suas mãos vagaram ainda mais sobre seu estômago esbelto até seus seios. Novamente ela derramou um pouco de loção em sua mão e a esfregou lenta e alegremente com ambas as mãos sobre seus lindos seios. Creme tornou-se acariciar e, finalmente, amassar macio.

Ela obviamente gostou. Mesmo desta distância eu pensei que poderia dizer que seus mamilos estavam duros e inchados. Assim como meu pênis!

Chloé colocou uma perna na beirada da cama, abriu as pernas, derramou loção na mão e começou a passar creme na vagina, ou melhor, a massageá-la com prazer.

De repente percebi que ela estava olhando na minha direção!

Ela não poderia me ver. A luz estava apagada e eu estava me escondendo atrás da cortina.

Por que ela ainda estava olhando para minha janela?

Ela poderia sentir que eu a estou observando?

Então tomei uma decisão espontânea!

Corri para a mesa de café e acendi a lâmpada. Então voltei para a janela e puxei a cortina para o lado.

Após um momento de hesitação, caminhei sem camisa na frente da janela e olhei para Chloé

Nossos olhos se encontraram!

Eu levantei minha mão brevemente e acenei para ela. Sem parar de massagear sua vulva loira com a mão direita, ela levantou a mão esquerda e acenou de volta.

Meu coração batia forte!

Enquanto eu a observava se masturbar, eu segurei meu pau duro e gentilmente puxei o prepúcio. Minha glande latejava e ansiava por mais toques.

Ela finalmente deitou de costas na cama, suas partes íntimas apontando diretamente na minha direção. Então ela dobrou as pernas, abriu as coxas e sorriu conspiratoriamente para mim. Eu tinha uma visão perfeita de seus lábios ligeiramente separados.

Ela colocou as duas mãos à esquerda e à direita de sua coluna e apresentou sua coluna molhada para mim! Um calafrio percorreu meu corpo com esta visão incrivelmente quente!

Do ângulo e da altura da moldura da minha janela, eu tinha certeza de que Chloé só podia me ver até o umbigo, então ela só podia adivinhar o que eu estava fazendo com meu pau.

Mas eu não queria privá-la disso!

Teria sido injusto. Então peguei uma cadeira, coloquei na frente da janela e subi.

Eu estava agora uns bons 50 cm mais alto, então tinha certeza de que ela podia ver claramente meu pênis rígido.

Ela confirmou isso imediatamente, dando-me um polegar para cima.

Comecei a me masturbar novamente enquanto ela acariciava para cima e para baixo sua boceta e provocava seus mamilos com a outra mão.

Quando ela finalmente empurrou lentamente dois dedos em seu buraco com tesão, eu tive que remover minha mão do meu membro por um momento, caso contrário eu teria gozado. Meu pênis estremeceu e balançou para cima e para baixo sem que eu o tocasse.

Eu não podia acreditar o quão excitada eu estava não só por ver Chloé se masturbar, mas por saber que ela estava me observando também!

Eu sempre tive tesão!

De repente, ela se sentou, virou-se e esticou suas nádegas apertadas para mim. Com a mão esquerda, ela primeiro acariciou suas nádegas. Finalmente, ela massageou sua roseta claramente visível com o dedo médio e lentamente perfurou seu esfíncter.

A visão dela tocando sua vagina molhada e seu ânus excitado ao mesmo tempo foi finalmente demais para mim.

Um orgasmo inacreditável percorreu meu corpo, de modo que mal podia ficar na cadeira.

Ela virou a cabeça para o lado para que pudesse ver exatamente como meu esperma jorrou do meu pau e disparou contra o vidro da janela. Impulso após impulso eu esvaziei meu pênis.

Com esta visão, Chloé também atingiu seu clímax.

Ela resistiu brevemente, então caiu na cama, tremendo com algumas convulsões violentas. Por um tempo ela ficou de bruços, atordoada.

Depois de uma breve pausa, ela se sentou, virou-se para mim, olhou-me diretamente nos olhos e lambeu o dedo.

Eu soprei um beijo para ela, que ela retribuiu.

Meu coração pulou uma batida.

Senti esse gesto como se ela tivesse realmente me beijado.

Minha Chloé! Minha deusa!

Despedimo-nos com uma breve saudação.

Na noite seguinte, a campainha toca.

Meus pais estavam em um show de Helene Fischer, então eu mesma tive que abrir a porta. Coloquei uma calça de jogging e desci correndo. Depois de abrir a porta da frente, quase caí de costas contra o guarda-roupa.

Diante de mim estava Chloé!

Ela sorriu para mim enquanto meu queixo caiu e eu não consegui cumprimentá-la.

"Eu queria agradecer por ontem! Achei ótimo que você me assistisse. Meu clímax se tornou muito mais intenso sob seu olhar", explicou ela.

Eu ainda não conseguia fazer um som.

"Posso olhar para sua janela? Eu gostaria de ver seu ângulo de visão do meu quarto."

Eu balancei a cabeça em concordância, ainda incapaz de fazer sons humanos. Ela com certeza parecia pensar que eu era um macaco sem cérebro.

Sorrindo, ela passou por mim e subiu as escadas para o meu quarto no sótão. Bati a porta da frente e a segui.

Quando cheguei ao meu quarto, ela já estava de pé na frente da minha janela e olhava para seu próprio reino.

"Você tem uma boa visão da minha cama", afirmou. Seus dedos procuraram os restos do meu esperma na vidraça.

O que deveria dizer?

Oi? Terra para Harry. Por favor, envie palavras adequadas!

"Espero que você se masturbe mais para mim e me deixe assistir", disse ela, lambendo o dedo com os pedaços de esperma que ainda estavam presos na vidraça.

Essas deveriam ter sido minhas palavras!

"Uhh... sim... com prazer," eu gaguejei.

Que bobagem foi essa? Terra para Harry, por favor, envie uma frase razoavelmente articulada e não um balbucio estúpido.

Ela se virou e me olhou diretamente nos olhos.

Meus joelhos ameaçaram ceder.

"Você gostou que eu assisti você fazer isso?" ela sondou.

"Sim, muito", eu resmunguei como uma primeira tentativa de uma frase razoável. "Não te incomodou, Chloé?"

"Mas pelo contrário. Fiquei impressionada com o quanto isso me excitava", ela respondeu.

"Parece muito confuso para mim", eu disse, mais provavelmente para dizer alguma coisa e quebrar o silêncio.

"Nós somos hermafroditas."

"Por favor, o que?"

"Intersexual".

Eu devo ter raramente parecido estúpido porque ela riu com vontade.

"Quero dizer, somos uma mistura de exibicionista e voyeur. Hermafroditas, gostamos de nos observar, mas também precisamos dessa sensação de ser observados."

"Eu não olhei para isso dessa maneira, Chloé."

"Mas é verdade, não é?"

"Hum."

"Você gosta de me observar?"

"Não há nada neste mundo que eu deseje mais."

Ela sorriu suavemente para mim, seus olhos brilhando.

"Você gostou de eu te observar?"

"Não há nada mais bonito neste mundo do que sentir seus olhos no meu corpo."

Ela sorriu novamente.

"A mesma coisa aconteceu comigo! Então somos híbridos", ela sorriu com essa afirmação.

Houve uma pausa mais longa durante a qual ela me olhou de perto. Minhas bochechas ficaram um rubor suave.

"Bem, se gostamos de observar um ao outro, que tal fazermos isso bem na frente um do outro. Encurte a distância."

"Uh... o que você quer dizer?"

"Nós poderíamos fazer isso agora mesmo! Vamos nos despir e assistir um ao outro fazer isso!"

"Você quer se masturbar na minha frente?" Eu gaguejei.

"Sim, se eu puder assistir você também. Você sabe que somos híbridos! Assista e seja observado."

Eu não sabia o que dizer. Meu corpo bombeou sangue em meu abdômen, meu pênis endureceu e pressionou contra o tecido da minha calça de moletom.

"Ele gostaria disso", disse ela com um sorriso no rosto, olhando para a protuberância nas minhas calças.

"Você está certa, Chloé," eu finalmente admiti. "Eu não poderia imaginar nada melhor."

"Ótimo! Definitivamente vai ser incrível!" ela exclamou com entusiasmo. "Como devemos fazer isso? Você vai se sentar na poltrona e eu na sua cama?"

"Uhh... sim, por favor." Eu gaguejei novamente.

Enquanto eu ainda estava empurrando a poltrona na frente da minha cama, ela rapidamente tirou a roupa. Antes que eu percebesse, ela estava sentada completamente nua na minha cama com as pernas abertas. Por um breve momento fiquei sem palavras.

"Você me viu por anos, não é?"

"Ah... sim..."

"Há quanto tempo você está me observando?"

"Desde 1792 dias."

"Você sabe disso exatamente?"

"Sim, eu nunca vou esquecer um único dia."

Ela me deu um olhar que fez meu coração apertar, meu pulso acelerou e colocou umidade na minha testa.

"Você é fofo, Harry. Tire a roupa!"

Eu rapidamente tirei minha camisa e empurrei minha calça de moletom, incluindo calcinha. Meu pênis atingiu um grau de dureza que já era como uma arma.

Ela se inclinou para frente e olhou para ele de perto. Ela parecia estar examinando cada veia, dobra da pele e pelos pubianos. Fiquei perfeitamente imóvel, como uma estátua grega sendo admirada pelos turistas.

"Você é linda", disse ela, sorrindo, levantando a cabeça e encontrando meus olhos.

"Uh... obrigado," gaguejei novamente como uma criança recebendo uma chupeta.

"A propósito, seu pênis também", acrescentou.

Ela sorriu.

Eu estava prestes a ter um ataque cardíaco. Minha pressão arterial era provavelmente 220/160, minha frequência cardíaca era 120.

Ela sabia o que cada uma de suas palavras fez ao meu corpo?

Ela se inclinou para trás, puxou as pernas para cima e colocou os pés na beirada da cama. Eu tinha uma visão direta de seus lábios abertos e podia ver claramente que sua rachadura já estava brilhando com a umidade.

"Você gosta da minha vagina?" ela perguntou enquanto colocava as duas mãos em sua coxa e separava seus lábios externos com um dedo de cada mão, para que sua fenda vermelha escura se abrisse ainda mais.

"Você foi criado por Michelangelo antes de retornar ao Olimpo, certo?"

"Você é adorável."

Ela começou a acariciar sua boceta molhada para cima e para baixo com a mão direita. Com o dedo médio da mão esquerda, massageou o clitóris, que se projetava da dobra da pele.

"Eu quero assistir você também," ela disse decisivamente.

Eu cuidadosamente envolvi minha mão ao redor do meu pau duro. Qualquer movimento teria desencadeado meu orgasmo instantâneo, eu já estava com tanto tesão.

"Ah sim! Você tem um pau incrível! Eu realmente gosto do seu pênis. Por que você não me mostrou antes," ela gemeu enquanto enfiava dois dedos profundamente em sua vagina.

"Me veja me foder por você e fazer isso com você também!" ela ofegou enquanto se penetrava com os dedos cada vez mais rápido.

Eu também comecei a trabalhar no meu pau. Como se estivesse sob hipnose, eu não conseguia tirar os olhos de seus dedos. Ouvi o estalar alto de seus dedos, vi a umidade escorrendo de sua vagina.

"Ah sim! Isso é tão legal. Mastigue seu pau duro, faça isso por mim!" ela gemeu alto, puxando os dedos para fora da fenda, colocando os dois na boca e chupando-os.

"Oh Deus, eu estou tão molhada! Eu amo assistir você", ela gemeu de luxúria enquanto mergulhava os dedos em seu buraco gotejante novamente.

"Você fica excitado quando eu lambo meu suco do meu dedo?" ela perguntou enquanto ofegava enquanto lambia os dedos pela segunda vez.

"Ah sim e como!" Eu engasguei também. "Eu amo tudo que você faz. Uma deusa não pode cometer erros."

"Você é adorável."

Ela deslizou os dedos indicador e médio em sua fenda novamente com prazer, puxou-os e lambeu-os com a ponta da língua.

"Sim! Lamba-a até deixá-la limpa!" Eu suspirei.

"Você me deixa com tanto tesão! Estou prestes a gozar!" ela gemeu cada vez mais alto enquanto ela se fodia com o dedo cada vez mais rápido, esfregando seu clitóris com movimentos rápidos.

Um cheiro pesado de sexo e luxúria pairava no ar.

Depois de um tempo, Chloé finalmente estava pronta!

"Oh Deus! Estou indo! Ohh jaaaa!" ela praticamente gritou. Com um último e profundo "ohhhhhh" ela se empinou. Seu corpo passou por várias convulsões selvagens enquanto um jorro de seu esperma pingava na minha cama.

Eu a observei enfeitiçada quando ela atingiu um orgasmo muito intenso bem na minha frente que mal parecia parar.

Então veio para mim também.

Cheguei ao meu clímax bombeando meu esperma em jatos maciços no chão, do outro lado da cama, até mesmo atingindo sua coxa.

Demorou um pouco para nossos corpos se acalmarem.

"Oh uau! Isso foi realmente um grande orgasmo!"

Com um sorriso atrevido, ela acrescentou, "Você gostou Harry?"

"Oh Deus, sim e como!"

Ela separou seus lábios novamente.

"Minha boceta ainda está pingando!"

Ela esfregou seu buraco molhado com três dedos, espalhando seu suco por todo o cabelo púbico loiro.

"Venha até mim, Harry," ela disse com ternura.

Eu me levantei e sentei ao lado dela na cama. Ela me puxou para baixo e pressionou seus lábios na minha boca.

Foi a primeira vez na minha vida que me permitiram beijar uma deusa!

Nossos lábios se separaram e nossas línguas começaram um jogo amoroso. Cada toque criava um flash no meu corpo.

Ela gentilmente acariciou meu estômago com as unhas e percebeu que apenas com o beijo meu pênis estava saindo do meu corpo novamente em plena dureza.

"Você está duro de novo, Harry."

"Isto é o que acontece quando uma deusa se envolve com um humano."

"Você é adorável."

Ela rolou sobre mim, agarrou meu pênis e o guiou entre seus lábios. Lentamente, sem quebrar o contato visual, ela se abaixou. Eu penetrei em sua caverna de prazer centímetro por centímetro.

Ela colocou as mãos no meu peito e deixou sua pélvis girar lentamente. Ela parecia gostar dessa posição.

Ela logo esqueceu o quão extasiada ela tinha acabado de chegar. Para frente e para trás, para cima e para baixo, para frente e para trás, ela girou o traseiro e quase ouviu os anjos cantando novamente, ela estava tão excitada por esse jogo.

Eu massageei suas costas macias com meus dedos.

Ela estremeceu da ponta dos pés ao mamilo quando sentiu meu pau dentro dela, direcionando-o da maneira que parecia melhor com certeza sonâmbula. Quando eu segurei seus seios firmes e gentilmente belisquei seus mamilos inchados, ela foi esmagada.

Ao contrário do anterior, este orgasmo surgiu lentamente, retrocedendo um pouco apenas para retornar mais intensamente. Choramingando baixinho, ela experimentou arrepios atrás de arrepios e quando ela pensou que tinha acabado, ela estremeceu novamente. Ela nunca havia sentido algo assim em toda a sua vida.

Fiquei completamente imóvel dentro dela e apreciei a contração de seu corpo. Tendo acabado de lavar, eu ainda estava resistindo.

Um doce langor tomou posse de todos os seus membros. Ela sentiu um puxão leve, não desconfortável, em sua vagina. Instintivamente, ela sabia que depois desse Monte Everest de destaques ela não voltaria mais. Ela levantou a pélvis para se libertar de mim, rastejou para o lado e esticou o traseiro em minha direção.

"Por favor, me foda por trás, minha querida," ela respirou.

Tesouro? Ela realmente disse querida?

Eu não conseguia mais pensar nisso porque meu pau queria voltar para sua caverna quente.

Então me ajoelhei atrás dela e de bom grado a deixei me guiar. Ela agarrou meu pau através de suas pernas e guiou-o suavemente, mas com firmeza para sua fenda. Quando minha cabeça mergulhou em sua caverna, eu empurrei meus quadris para frente. Com um impulso intenso, eu a penetrei com todo o meu comprimento.

Agarrei seus quadris e a empurrei com força. Ela arranhou as mãos na cama e tentou devolver minhas estocadas com igual intensidade. Segurei mais forte, girei meus quadris e variei o ritmo. Lentamente, recuei para o portão dela, apenas para atacar novamente.

Nossos corpos esmagados juntos na minha cama como duas grandes feras acasalando com um rugido.

Eu vim logo depois!

Bombeei meu esperma em sua vagina com grandes jatos. Chloé começou a tremer toda, revirando os olhos e gritando seu orgasmo.

Tivemos nosso clímax ao mesmo tempo e afundamos em um mar de luzes, estrelas e fogos de artifício.

Naquele momento, sentimos uma faixa invisível envolvendo nossos corpos. Nossas almas pareciam se fundir.

"Eu te amo Harry."

"Eu te amei por 1792 dias", respondi.

"Você é adorável."

Ela me puxou para ela e nós derretemos em um beijo que nunca foi permitido terminar.

5

CONCEITO CHUVOSO!

"Estou aqui, finalmente!"

Esses foram meus pensamentos quando encontrei este lago. O caminho era pura tortura. O corredor da floresta era totalmente arenoso e com a moto era mais do que cansativo. Além disso, toda a área era muito montanhosa. E como não estava sinalizada nem visível de forma alguma, passei direto por ela. Tive de abrir caminho entre os arbustos nos últimos metros. Depois de encontrar o lago, pelo menos fui compensado. Foi um idílio natural que raramente é conhecido.

E foi no meio do nada, na parte mais profunda e solitária da Baviera. O especial era que esse lugar romântico, ao contrário de todos os outros lagos da região, não tinha nome.

Caí na areia e aproveitei a solidão. Era um lugar sem problemas.

Eu queria nadar, mas infelizmente tinha deixado meu maiô em casa. Então eu só fui até os tornozelos. Eu vi pequenos peixes passando por mim o que era um bom sinal em lagos como este. Quando o crepúsculo caiu lentamente, eu fiz meu caminho de volta.

Mas no dia seguinte eu queria voltar para o lago, desta vez com meu maiô. Mesmo que o caminho fosse exaustivo, era bom para a condição.

Como por acaso reencontrei meu lugar, o que não foi tão fácil com os arbustos densos. Então me joguei na areia e cochilei por meia hora. Então eu queria entrar na água. Eu já tinha colocado o biquíni em casa. Tirei minha saia e blusa.

De pé na água até os joelhos, meu desejo interior de liberdade venceu. Eu me despi completamente nua e joguei meu biquíni no teto. Acho que não há nada melhor do que sentir a água fresca de um lago da floresta na pele nua.

Eu peguei algumas risadinhas de longe, um sinal de que não estava sozinha.

Devo trazer o biquíni de volta?

Não, eu passei por isso.

Mas parei por um momento e dei uma olhada 360° ao redor. Havia realmente algumas pessoas aqui, mas elas estavam muito espalhadas. Quase se poderia dizer que todos tinham sua própria baía aqui. E a maioria das pessoas aqui parecia estar nua também. Se ainda me lembro das piscinas ao ar livre, onde todos arranham a piscina como galinhas reprodutoras, é apenas liberdade. Também vi que o lago se estendia bastante. Muito mais do que eu podia ver do meu pequeno espaço.

No caminho de volta, um nadador passou por mim rapidamente. Ele me cumprimentou. Por um momento eu pensei que era uma provocação, mas o cara realmente só queria ser amigável, senão ele mal me notava. Quando voltei para minha baía, não senti absolutamente nenhuma necessidade de me cobrir. Eu me senti livre. era meu lago

Para mim, era uma atitude completamente diferente em relação à vida do que nas praias de nudismo com seus padrões duplos. Lá, onde os caras percorrem as fileiras, constantemente olhando para os seios das mulheres para se masturbar secretamente mais tarde.

Desde aquele dia tenho feito uma peregrinação a este lago quase todos os dias. Certa vez, conheci uma velha que, como eu, estava saindo do caminho da floresta para o lago. Começamos a conversar e ela me contou um flashback. Ela tinha agora setenta anos e conhecia o lago desde a juventude. Ela descobriu que aqui poderia escapar da sociedade têxtil. Alguns anos depois vieram os hippies e alguns '68ers. Eles se sentaram e cantaram músicas. Isso não a incomodava, mas ela estava com medo de que o lago pudesse se tornar um puxador de multidão. Desde então, ela chamou o lago de 'Hippie Lake'. Felizmente, o interesse pelo lago também diminuiu. E ela ainda gostava de vir aqui, embora seu marido desconfiasse e achasse que ela o estava traindo, mas por outro lado ele também gostava do bronzeado completo dela.

Foi assim que entrei em conversas com algumas pessoas. A maioria tende a ser atlética. Porque se você não pode andar de bicicleta ou correr, ou pelo menos caminhar como a velha, você nunca virá aqui. E para um turista de Maiorca que está na Alemanha para economizar dinheiro, certamente haverá muito pouca ação aqui. Especialmente porque não há estrada ou estacionamento aqui. Aqui estão as pessoas que marcam de forma diferente. Perto da natureza, desportivo com preferência pela nudez.

O lago ainda parecia ter algum significado para os hippies, então ocasionalmente ouvia música alta dos anos 70.

Eu também ouvi um casal fazendo sexo e ninguém estava com coceira. Eu assisti os dois se mimando por alguns minutos, mas no final não foi nada de especial!

Uma experiência impressionante foi três jovens chegando em uma canoa e remando pelo lago. Quem consegue carregar uma canoa dessas por quilômetros pela floresta não precisa mais de musculação. Eu fui atrevido uma vez e perguntei aos caras se eu poderia ir com eles, sem problemas. Foi uma grande sensação quando você, como mulher, senta na frente com o vento soprando em seu rosto e três caras musculosos sentados atrás de você balançando os remos. E todos nus. Mas eu não tinha a sensação de que eles estavam olhando agora, mesmo que estivéssemos examinando um ao outro um pouco. Mas isso era apenas com os olhos, sem segundas intenções.

O verão estava chegando ao fim. De acordo com o boletim meteorológico, deve ser o último dia realmente quente. E mais uma vez fui atraída pelo lago, entretanto nem levei mais o meu biquíni.

Embora fosse insuportável em Munique, o clima no lago era bastante agradável. Então tirei minhas roupas e fui me refrescar. Enquanto eu nadava, outro nadador me cruzou. Olhei em seus olhos por um momento, então nos cumprimentamos. Enquanto ele nadava, meu subconsciente disse: 'Você conhece esse cara'. A voz, o rosto. Mas eu ainda não tinha certeza.

Quando voltei para a praia, pensei um pouco. E enquanto eu estava cochilando, o centavo caiu. Era Patrick, o melhor amigo do meu irmão mais velho. Ele era dois anos mais velho e meu amor de infância não correspondido. Infelizmente, ele se mudou para Viena para estudar. No começo fiquei com o coração partido, mas como todos sabemos, o tempo cura todas as feridas.

O que Patrick estava fazendo em Munique de novo?

Mas, era mesmo ele?

Ele parecia tão diferente, apenas seus olhos castanhos brilhantes ainda estavam quentes no meu estômago.

Como devo descobrir?

Apenas perguntar teria sido estúpido.

'Quem não ousa, não vence' foi a minha fórmula.

Quando o vi deslizando graciosamente pelo lago, mergulhei espontaneamente na água. Eu fiz o meu caminho para que nos cruzássemos.

Sorrimos um para o outro novamente.

'Agora ou nunca', pensei e o segui.

Foi um grande desafio, mas por pouco tempo consegui. Quando ele se virou e veio em minha direção novamente, reuni coragem.

"Você não é Patrick por acaso?"

Ele parou de nadar e olhou para mim.

"Sim. Como você me conhece?"

Olhei para ele e não tive mais dúvidas. Ele era isso!

"Legal. Adivinha só!"

Eu vi suas circunvoluções cerebrais funcionando. Então ele sorriu.

"Você é Sarah, irmã mais nova de Julian, certo?"

Eu balancei a cabeça e sorri para ele.

"Que surpresa. Realmente é você."

Eu jogo nele com água.

Nadamos até a praia, direto para sua baía. Quando a água ficou rasa, corremos. E quando a água estava na altura do degrau, tive que dar uma olhada rápida nele. Seu corpo magro e musculoso fez meu pulso acelerar. Seu pênis ligeiramente curvo criou calor no meu sexo.

As memórias voltaram de repente.

Como eu estava apaixonada por ele!

Deitamo-nos na areia, juntinhos e olhamos as nuvens. Sentimos que tínhamos muito a dizer um ao outro. O que fizemos naquela época e o que nos atraiu para este lago. Ele achou a natureza e a tranquilidade particularmente importantes aqui.

Então não consegui mais me segurar. Havia um assunto que me acompanhava há anos e não havia sido esclarecido até hoje.

"Você se lembra do meu desejo de aniversário?"

"O que você quer dizer?" ele perguntou curioso.

"Meu décimo quarto aniversário. Você se sentou no jardim com meu irmão e me perguntou o que eu queria de presente. Você se lembra da minha resposta?"

"Sim, claro, eu nunca vou esquecer isso", respondeu ele. "Você desejou um beijo."

"Por que você não me beijou? Foi meu desejo de aniversário!"

"Eu sei que sinto muito. Você parecia tão jovem e frágil. Seu irmão riu e eu fiquei confuso. Achei divertido, câmera escondida ou algo assim."

"Fiquei realmente decepcionado."

"Sinto muito."

"Hoje não é meu aniversário", eu disse com uma voz calma. "Mas você pode cumprir meu desejo desde então. Você me deve um beijo!"

"Ok, mas é o meu presente."

"O que você quer dizer?" Eu perguntei surpresa.

"Eu ditei a forma do beijo, ok?"

"Claro, seu dom, suas regras."

"Sim, mas deveria ser pelo menos um beijo francês."

Ele teve que rir.

"Você ainda é a Sarah que eu conhecia!"

Naquele momento, eu não estava realmente ciente de que o termo 'beijo francês' poderia ser interpretado de forma diferente. Aqui minha boca era realmente mais rápida que meu cérebro. Fiquei ali completamente relaxada e sem segundas intenções enquanto ele rastejava até mim e sorria sedutoramente para mim. Eu esperava que seus lábios se aproximassem da minha boca para pagar a dívida do beijo.

Mas eu estava errado!

Com suas mãos gentis, ele agarrou minhas coxas e as abriu. Meus lábios se abriram ligeiramente. Ele se ajoelhou entre minhas pernas e se aproximou de minhas partes íntimas com o rosto.

"O que você está fazendo?" Eu perguntei, assustado.

"Meu dom, minhas regras, lembra?"

"Mas você não é profundo demais para um beijo?"

"Eu disse quais lábios eu beijaria? Você tem dois lindos espécimes molhados aqui também."

"Bunker", eu disse, sorrindo para sua bochecha.

"Mas eu vou conceder o seu desejo. Você ganha um beijo francês, um muito molhado nisso."

Então senti sua boca beijando minha vagina.

Então veio, a língua!

Ele tocou meu clitóris e eu tive que gemer brevemente. Mas a língua não desapareceu novamente. Como um beijo francês, ele a colocou em movimento. Ele circulou meu clitóris e lábios.

"OK! OK. Você redimiu sua dívida de honra."

Mas Patrick não pensou em acabar com o beijo francês!

Pelo contrário, ele usou meu clitóris como uma contra-língua para cercá-lo. Eu queria afastá-lo. Mas eu me encontrei ficando fraco, literalmente.

Em que situação me coloquei aqui?

Como saio daqui ileso?

Mas eu realmente não pensava mais assim. Para ser honesto, eu apenas deitei na frente dele e aproveitei o beijo francês. Abri ainda mais minhas coxas e me aproximei um pouco dele. Ele acariciou meu estômago com as mãos e explorou minhas zonas erógenas. Mas eu realmente não entendi mais.

Os sentimentos em meu abdômen dominaram. Eu estava gemendo alto agora. E tão lentamente eu senti meu orgasmo chegar.

Ele parecia reconhecer isso.

Por um momento ele parou o movimento de sua língua e permaneceu, mas sem fugir do meu constrangimento.

Quando sentiu que a onda havia diminuído novamente, continuou com o dobro do ritmo. A partir de agora ele não teve piedade, constantemente lambendo, beijando e chupando minhas partes íntimas.

Então eu vim!

Meu orgasmo rolou sobre mim.

Eu vi estrelas coloridas, senti minha pressão arterial dar cambalhotas. Meus olhos ficaram pretos por um momento enquanto eu sentia sentimentos tão maravilhosos como nunca antes na minha vida.

Meu abdômen estava tremendo e tremendo tanto que ele teve dificuldade em segurar o beijo. Quando o tremor diminuiu, ele afastou os lábios da minha vagina. Ele levantou a cabeça, sorriu para mim e lambeu a boca com a ponta da língua. Eu ainda estava um pouco surpresa ao seu lado e aproveitei o desvanecimento das minhas ondas orgásticas.

"Oh, eu sinto muito. Eu não sabia que você se contorcia assim quando beijava."

Por um momento fiquei sem palavras. Era eu que geralmente tinha a língua pontuda.

"Devo te dizer uma coisa, seu canalha? Você não parece estar arrependido. Caso contrário, você poderia ter perguntado se eu ainda estou bem?"

"Eu fiz, a linguagem corporal com você funcionou muito bem."

Neste ponto, sua língua estava apenas mais afiada.

"Bem, agora você está sem palavras. Você poderia realmente, bem, como devo dizer, você também poderia me dar algo para o meu aniversário. Quid pro quo, você entende o que quero dizer?"

"Como? Você gostaria de um beijo francês também?"

"Claro, que homem não faria?"

"Eu não beijo todos os homens!"

"Então me prove que não sou um homem qualquer para você."

"Você é desagradável!"

"Não, legal! Veja como meu pênis está duro. Ele ficaria muito feliz com um beijo francês."

Nós dois rimos.

Eu tive que entrar em mim novamente.

Eu realmente queria fazer isso?

devo fazer isso

Fiquei perdido por um momento.

No final eu pensei, bem, eu vou fazer isso, vou fazer um favor a ele.

Mudei-me para uma posição melhor e agarrei seu falo excitado.

"Ele se sente bem", eu respirei, realmente impressionada com o tamanho e a espessura de seu pau.

"Sua mão se sente bem também, estou curioso para saber se sua língua é igualmente confortável."

"Você é impertinente!"

"Você é tímido porque eu não consigo sentir nada no meu pênis ainda."

Eu o mordi muito gentilmente na glande.

"Ai. Você está confundindo alguma coisa. A língua é a coisa macia no meio da sua boca."

"Obrigado, eu já estou ciente da anatomia!"

Lambi a glande uma vez, parei o que estava fazendo e olhei para ele descaradamente.

"O que é? Por que você não continua?" ele perguntou, levantando a sobrancelha.

"Oh, de repente eu realmente não sinto mais vontade."

Enfatizei isso de forma tão provocante que a intenção das palavras ficou bem clara: eu queria brincar um pouco mais com ele!

"Porquê então?"

"Então eu vou explicar para você. Antes que uma mulher coloque o pênis de um homem na boca, ela quer ouvir que ela é algo especial. Então pense em um elogio e eu farei o meu melhor."

Ele sorriu. Seus olhos eram lindos.

“Sarah, mesmo assim você era a garota mais bonita que eu já tinha visto. Você é a Mona Lisa das meninas, única e linda. A princesinha dos sonhos se tornou uma mulher muito atraente e muito erótica."

Suas palavras tiraram meu prazer por um momento. Meu coração apertou como se uma mão invisível estivesse apertando. Meu pulso acelerou, minha pressão arterial aumentou.

Eram os elogios mais bonitos que eu já tinha ouvido de um homem. E essas palavras vieram de Patrick, meu amor de infância. Eu tinha que tomar cuidado para não chorar.

"Você... uh... isso foi lindo", eu gaguejei. "Você realmente merece um beijo francês agora."

Percebi como ele estava lentamente ficando inquieto. Outra interrupção certamente teria ressentido seu pênis. Mas eu não queria estragar tudo com seus genitais, quem sabe para que mais eu poderia precisar dele.

Cheio de sentimento, lambi seu pau duro para cima e para baixo com a ponta da minha língua. Senti como ele era muito sensível, especialmente na parte de baixo. Beijei seu escroto com meus lábios, brincando com suas bolas. Ele fechou os olhos e se deixou cair.

Eu alternei minhas mãos entre seu eixo, que eu movia para frente e para trás, e suas bolas.

Eu cerquei sua glande com meus lábios e agora deixei minha língua dançar. Muitas vezes eu ficava preso na fita e brincava com ela. Patrick literalmente derreteu.

Enquanto eu corria minha língua sobre a abertura, eu podia ouvi-lo claramente ofegante. Senti-me no controle dele e aumentei o ritmo. A língua alternava constantemente entre o frênulo e a abertura, bem como ocasionalmente circulando a glande.

Enquanto isso, Patrick dificilmente poderia ser contido. Eu podia sentir sua bunda apertada tremendo debaixo de mim, empurrando seu pau para dentro e para fora da minha boca. Por um momento eu pensei sobre o que mais eu poderia fazer por ele como um favor, mas então ele atingiu seu clímax.

Eu estava bem a tempo de puxar seu pênis para fora de sua boca quando ele esguichou seu esperma na areia enquanto eu me masturbava.

"Alguém parece ter gostado do presente de aniversário dele."

"Eu gostaria de fazer aniversário todos os dias."

"Eu também."

Foram momentos maravilhosos juntos. Eu apenas me sentia confortável perto dele, não tinha vergonha ou timidez.

Voltamos então para a água para nos refrescarmos; nadou alguns comprimentos.

"A propósito, eu quis dizer o que eu disse antes. Você acabou sendo uma mulher muito atraente."

"Obrigado, você está me envergonhando."

Ele sorriu e pegou minha mão e a segurou com força como se criasse um vínculo invisível que nos uniria para sempre. Ficamos assim por alguns minutos com apenas alguns movimentos.

Quando chegamos novamente à sua pequena enseada, nos deitamos na areia. Senti naquele exato momento que algo havia surgido entre nós ou existia há muito tempo.

Deitamos de costas, olhávamos para o céu, não falávamos e gostávamos da proximidade física um do outro. Depois voltamos a conversar. Exatamente onde morávamos, o que estávamos fazendo e o que planejamos fazer no futuro.

"Bem, sejamos honestos. Você realmente pensou em mim de novo depois que me mudei para Viena?" ele perguntou.

"Mas já. Muitas vezes até. Ao contrário de você, você nem me reconheceu quando falei com você!"

"O que fez você ter tanta certeza de que era eu?"

"Seus olhos."

Agora eu comecei a perguntar-lhe algo.

"E o que mais você pode se lembrar do nosso tempo, então?"

"Você era tão jovem, tão tímido e frágil. Eu tinha medo de falar com você, você sempre corava facilmente."

"Eu parecia tímido para você?"

"Você tinha quatorze ou quinze anos, então é normal ser tímido, não é?"

Sorrimos um para o outro, nos aproximando como se fôssemos pólos de um ímã inevitavelmente puxando um para o outro.

Ele passou a mão pelo meu cabelo e o acariciou de volta. Então ele se aproximou com o rosto até que nossos lábios se tocaram e se juntaram em um beijo.

Fui exposta a uma montanha-russa de emoções.

Os sentimentos que eu já havia superado voltaram. A mesma paixão romântica. Poderia ser mais?

Ou são apenas os hormônios felizes que o sol liberou em mim hoje? Ainda não ficou muito claro para mim. E talvez, pensei, no dia seguinte eu me odiasse pelo que tinha me metido.

Enquanto ele me beijava, seus dedos acariciavam meu corpo. Ele tocou meus seios, brincando com meus mamilos até que eles se destacassem com força do meu corpo. Então seus dedos dançaram sobre minha barriga lisa e logo em seguida alcançaram meu triângulo púbico.

Eu abro minhas pernas.

Ele reconheceu isso como um convite e carinhosamente esfregou meu clitóris.

Eu estava quase tonta de emoção. Tudo estava girando, eu parecia estar ficando sem prazer.

"Eu quero você, Patrick," eu respirei. "Mas não funciona."

"Por que?"

"Eu não estou usando controle de natalidade, ou você quer ouvir o estofamento da cegonha?"

Patrick virou de lado, tirou um preservativo do bolso e segurou-o debaixo do meu nariz com um sorriso.

"Soso, um jovem preparado."

Guiei sua mão direto para minha vagina. Esse era o ponto sem retorno. Pelo menos moralmente.

Mas eu queria senti-lo dentro de mim. Seu dedo fez um bom trabalho e depois de apenas alguns minutos eu me senti fisicamente pronto.

Deslizei a camisinha sobre seu pênis enorme.

Como ele já estava deitado de costas, pude largar na minha posição favorita: o piloto.

Sentei-me nele e brinquei com seu pau para que ele acariciasse meus lábios. Mas ainda não o deixei entrar.

Olhei em seus olhos. Seus olhos se comunicaram comigo. Eles pareciam expectantes. Eles me disseram para finalmente deixá-lo entrar. Eu sempre poderia ser uma fera. E assim eu ainda movi meu abdômen muito suavemente. Eu esperava que ele me perguntasse, me desafiasse ou me penetrasse com domínio.

Mas nada veio exceto aquele olhar amoroso.

"Você se atreve?" Eu perguntei provocando.

Suas mãos estavam imediatamente na minha bunda e ele a empurrou para baixo. Com uma mão ele posicionou brevemente seu pênis. Não resisti, queria ser guiado. Ele fez agora. E ele fez bem. Pouco a pouco, escorregou em minha vagina.

Isso é bom!

Quando ele estava completamente dentro de mim, demoramos por um momento. Gostei da sensação. Brincamos com os olhos.

"O que você patife desagradável fez comigo aqui?" Perguntei a ele com uma voz erótica. Lambi meus lábios e comecei muito suavemente com os movimentos de montaria.

"Eu estava apenas ajudando você. Você tinha um olhar tão suplicante como se quisesse ser fodido."

"Você pode ler mentes."

"Foi fácil de detectar."

Lentamente, as palavras não eram mais claras, mas embutidas em ruídos de respiração audíveis. Senti seu pau latejando.

"Exatamente do jeito que você está fazendo. como você quer me irritar Parecia um jogo de luxúria."

"Eu jogo?"

"Sim! Mas é um jogo perigoso"

"Oh! Eu amo jogo perigoso."

Eu me abaixei para ele e lhe dei um beijo que expressou toda a minha luxúria e amor. Então eu comecei a andar mais rápido, deslizando seu pau para dentro e para fora. Isso é bom. Ele começou a usar as mãos também. Ele acariciou meu clitóris com uma mão e agarrou meus seios com a outra. Subconscientemente, percebi que ele estava apenas tocando-a pela primeira vez, tão tarde no ato. Os homens geralmente pegam meus seios primeiro.

Eu tinha esquecido tudo ao meu redor.

Eu não me importava se alguém me ouvisse também. Em caso de dúvida, não importava aqui. Eu o montei como se não houvesse amanhã. E seu dedo me deixou louco.

Foi legal, o jogo da luxúria.

Nós ficamos mais rápidos. E mais rápido. E eu podia sentir seu pau pulsando dentro de mim, se contorcendo. Como o sêmen disparou através de sua tromba na borracha.

Ele estava ofegante e respirando rápida e irregularmente.

Quando seu clímax passou, ele se sentou exausto.

Infelizmente, não foi o suficiente para mim, mas me deixei cair em cima dele primeiro. Patrick gradualmente se aclimatou novamente.

"Ei, mas o jogo perigoso ainda não acabou!"

"Soso, o doce diabinho quer mais."

Eu mordi seu ombro demonstrativamente.

"Sim! Isso é o que você tem!

"Você costumava ser uma garota tímida."

“Oh não, não nostálgico, por favor. Vá em frente, mostre que você é um homem de verdade e que você pode lidar com isso. Oh não, não fique mole!"

Tirei a camisinha e carinhosamente cuidei de seu pênis. Curiosamente, o esperma não me incomodou, pelo contrário, eu não me importei. Tinha um gosto bom.

Eu lambia, mordiscava, chupava e brincava com sua cabeça.

Como Patrick já tinha gozado duas vezes, demorou um pouco mais para deixá-lo com tesão novamente. Mas a luta valeu a pena. Eu encontrei o momento mais bonito quando ele lentamente se endireitou. Onde você podia ver a boa e valiosa peça se enchendo de sangue.

Olhei para ele com olhos de cachorro e queria fazer uma pergunta, mas ele parecia conhecer meus pensamentos.

"Desculpe, mas eu não tenho um segundo preservativo comigo."

Eu soltei seu pau e olhei profundamente em seus olhos.

"Mas eu ainda quero vir", eu disse, desapontado.

"Então deslize para dentro, está pronto."

“Você está ciente de que este pode ser um jogo muito perigoso. Eu não uso anticoncepcionais", expliquei.

Comecei a coçar suavemente sua barriga com as unhas. Às vezes eu também o espetei.

"Sim, minha doce e amada deusa," ele disse cheio de sentimento. "Estou ciente da responsabilidade e serei cuidadoso."

amada deusa?

Ele sentiu sentimentos semelhantes a mim?

Sua meia declaração de amor tirou todas as minhas inibições.

Deitei de costas, abri as pernas e sorri desafiadoramente para ele.

Ele encontrou meu olhar e se ajoelhou entre minhas coxas. Sua glande inchada acariciou meus pelos pubianos espessos e procurou a entrada da minha coluna.

Eu o senti deslizar lentamente seu pênis em minha fenda receptiva. Cheio de ganância e luxúria, eu gostava de como eu era preenchido pedaço por pedaço por seu membro duro.

Exatamente este é o momento mais emocionante para mim.

Fechei os olhos e só queria desfrutar, ser preguiçoso por assim dizer e não me esforçar.

Patrick se saiu bem em seu papel. Ele não era tão rápido, nem tão lento, eu consegui acompanhá-lo e relaxar. Nenhum de nós parecia pronto para vir tão cedo.

Patrick depois de dois destaques de qualquer maneira.

Muito tempo se passou nesta posição.

Muito tempo!

E é exatamente isso que eu precisava. Em algum momento comecei a sentir os primeiros sinais de um novo pico que ainda estava longe.

Enquanto eu estava apenas respirando intensamente até agora, comecei a gemer baixinho. Isso também fez com que Patrick ficasse um pouco mais rápido.

De repente, senti uma gota em minhas pálpebras. Nada incomum, provavelmente apenas uma gota de suor de Patrick. Então veio o segundo. E o terceiro. Um número impressionante.

Começou a chover!

"Oh, merda", eu o ouvi dizer. Eu podia senti-lo tentando sair do caso, mas eu envolvi minhas pernas em volta de suas costas, impedindo-o de se afastar de mim.

"Eu não gosto de covardes. Só homens de verdade!" Eu disse severamente, dando-lhe o sinal para continuar me fodendo.

Praticamente a chuva não importava no começo, se estávamos molhados de suor ou de chuva não importava. Então eu também me tornei ativo na posição mais baixa do missionário e continuei esticando minha pélvis em direção a ele. Meu orgasmo não estava longe.

Ele aumentou o ritmo. Senti que logo estaria pronto.

Movi minha mão para baixo e toquei meu clitóris. De repente, o orgasmo estava lá. E como ele estava lá.

Eu literalmente gritei. Eu suspirei. Eu me sacudi. Eu senti isso estremecer. Eu o senti especialmente se contorcer. Eu o ouço ofegante. Nós nos contorcemos juntos. Nós nos beijamos intensamente. Ainda estávamos respirando rapidamente. Eu apreciei o pau em mim por um momento. Nós nos abraçamos. Tive uma sensação incrivelmente boa. Eu estava feliz.

Infelizmente, a realidade nos alcançou.

Distraído pela chuva e meu orgasmo intenso, ele esqueceu de puxar seu pênis para fora da minha vagina a tempo.

Ele bombeou seu esperma em minha vagina fértil!

Ele percebeu?

"Eu tenho que pegar minhas coisas!" Eu gritei, pulei e mergulhei no lago. Enquanto nadava até minha enseada, senti seu esperma escorrer da minha fenda.

Como eu temia, minhas roupas estavam completamente encharcadas. Apenas minha toalha na mochila ainda estava seca. Mas enfim, coloquei minha saia e camiseta molhada, arrumei minha mochila e empurrei minha bicicleta pela floresta.

Patrick já está esperando por mim no corredor da floresta.

Nós nos encaramos.

"Eu queria te dizer isso há anos, Sarah. Eu te amo!"

Foi quando eu pulei em cima dele. Como Dino com os Flintstones quando Fred chegou em casa. Ele teve problemas para não cair. Mas ele dominou isso. eu o beijei

"Eu te amei desde que me lembro, Patrick."

Eu literalmente o abracei e beijei seu rosto, ele retribuiu. Nós nos acariciamos para sempre enquanto a chuva encharcava completamente nossos corpos. Mas não sentimos nada disso.

A reunião no lago é agora há dois anos.

Felizmente nossos caminhos não divergiram novamente.

Agora temos um apartamento juntos e uma filha de quatorze meses.

O lago e a chuva forjaram nossa sorte.

Um amor que espero que dure para sempre.